THE ART AND BUSINESS OF TEACHING

YOGA

The Yoga Professional's Guide to a Fulfilling Career

瑜伽教學的藝術與事業

邁向專業師資之路

艾美・伊波立蒂、泰洛・史密斯博士——合著
AMY IPPOLITI & TARO SMITH, PHD

潘信宏——譯

國內外好評推薦

● 近年來瑜伽風靡全球，台灣也走在這個尖端，相信愈多人接觸瑜伽，世界也因瑜伽而更好；這是一本想要在瑜伽領域裡找到教學、經營、學習的指南。瑜珈內化了我們的生活方式、思維模式，更可以超脫物欲，是淨化心靈的練習；瑜伽的商業行銷與經營策略相對於瑜伽的精神，對瑜伽老師來說真是兩難，好像兩條在平行線上無法交會的魚。作者本著誠實與正直，提供了新手或資深瑜伽老師、教室的經營者或瑜伽練習者明確的方針與經驗，讓傳統的瑜伽觀念結合現在的趨勢，如兩條可以結合自在並游的魚，讓更多人感受瑜伽的益處。——**Ann Huang**（KPJAYI二級認證／Space Yoga資深瑜伽老師：專任mysore、Ashtanga、陰瑜伽、筋膜放鬆）

● 如果說二百小時TT是硬實力（瑜伽相關學科及術科的掌握），那《瑜伽教學的藝術與事業》就是軟實力（教學風格及課堂外的經營規畫能力），可以說是瑜伽老師的求生指南，這是一般瑜伽研習課不會跟你說的現實面。非常推薦給想要參加瑜伽教學的老師們，除了教學的小撇步及商業建議，也能夠了解你在教學時還需要做什麼準備以及成功的要素是什麼。——**Fly高小飛**（Yogaday創辦人）

- 本書對於想將瑜伽老師當做職業者，提供既清楚又全方位並符合瑜伽精神的職涯規畫。另外，對於線上的瑜珈老師，可以讓自己了解如何用瑜伽人的模式，與學生有更真誠的互動並學習善用社群資源，呈現自己的教學特色並開拓多面向的課程。——**Jay Ren**（艾揚格認證師資／Space Yoga資深瑜伽老師）

- 無論你是新手瑜伽老師，抑或是從事教學已久，甚至是正猶豫著是否要將瑜伽納入職涯規畫的朋友們，我深信這本書從各個面向提供的實際建議，都能夠讓你獲得嶄新的想法與作為。尤其書中極具系統性的闡述『為自己找到教學的核心價值』，會是你我在瑜伽事業經營中，能夠長久保持熱情且充滿影響力的祕方！——**Katie**（凱蒂瑜伽Flow with Katie頻道經營者／Yoga Vibes創辦人）

- 瑜伽老師這職業，乍聽很美好。但請不要忘記，這始終是份工作，可能還是你我賴以為生的全職工作。記得初啟教學時，瑜伽前輩分享的經驗談：「很多新手老師，在一年內就消失了。想要當好瑜伽老師，首先，得先存活下來。」這是所有新手老師進入瑜伽產業後，不得不面對的殘酷現實。很開心有這本書的出版，直指內核，以不違背瑜伽價值觀的角度來談論「商業」。相信無論是正準備展開瑜伽教學的新手老師，或已是瑜伽老師的夥伴們，都能從中獲得真實有用的資訊。——**Lulu W**（「歐巴桑少女心」版主）

● 瑜伽、健身或專項運動項目……等，在過去十年需求逐漸提升成為健康顯學，成為運動教學者入行容易，但能持續經營成就穩定事業者，可說是屈指可數。若你將本書之瑜伽教學者更換為私人教練、團課老師……等，並參考本書之系統思維與實際作法，可望建構個人職涯之穩定基石。從業超過二十年的本人，強力推薦此書成為培養軟硬實力的最佳選擇之一。——**Pitt鄭乃文**（領導力教練／宇峰教育機構首席執行官、國立體育大學兼任講師）

● 靈性瑜伽哲學是否能以商業經營模式來思考？答案絕對是：是！肯定能連結在一起的。依循本書內容，你將從現實面，先清晰明白身為瑜伽老師的需求；再進階到理想層面，將自己最初受到瑜伽哲學所感動而獲得的靈性成長繼續延續（分享，甚至進而教學），運用媒體、社群、瑜伽哲學……等方式將兩面需求無縫接軌在一起。瑜伽不是隱世的哲學，瑜伽賦予行者神聖的使命、豐盛的處世哲學，本書更帶領您善用手上的資源，有順序、有效率地開拓屬於自己的瑜伽生活之路。——**Stella 黃微雅**（Universal Yoga 資深師資）

- 走在瑜伽的路上，我們無法避免商業，瑜伽生活中的一切，也與商業脫不了關係，但身為瑜伽工作者，我們需要更符合瑜伽價值觀的商業指引。靈性與商業並行，本身便是種高難度的靈性修煉。對我個人而言，更是一種有趣的挑戰，我很感謝艾美與泰洛點出這個關鍵，更提供出具體化的思考脈絡與可行作法，對我已身為瑜伽業界極少數具有多重跨界身分的教學者來說，還是提供了許多極具參考價值的思維與面向，獲益良多！——**Vicky**（Goddess Yoga Tw 創辦人、CAREhER 身心靈健康總監）

- 我總覺得我如果沒有練習瑜伽，戲應該也不會演得這麼好吧。瑜伽對我來說已經不只是身體的練習，是一個透過身體的練習來觀察自己內在真相的方法。內在真相對我們重要嗎?!當然重要！不然你要欺騙自己一輩子嗎？！看到你內在的真相，你才有選擇權，你才會知道要如何調整、掌控人生的態度，以及走向哪一條路才是你的路。當然瑜伽帶給我的不只這些，你看看我現在活成什麼樣子，就知道練習瑜伽有多重要了。就算你內在沒有得到什麼啟發，至少你把你的身體照顧得很好，也就很好了。更別說你幾歲做瑜伽，你的年紀就停留在幾歲這件事。從這本書開始練習瑜伽吧！——**丁寧**（作家／金馬影后／瑜伽老師）

- 「當全球的瑜伽產業正處在淘金熱潮時，一本精心構思的著作誕生了。它能幫助瑜伽老師及教室老闆們在這急遽成長的產業中穿越種種挑戰。我多麼希望二十五年前當我開始教課，手上便有一本。這本書對瑜伽產業的每一人來說都是珍貴的資源。」——**提亞斯・里托（Tias Little）**，般若瑜伽（Prajna Yoga）創辦人

- 「艾美・伊波立蒂與泰洛・史密斯具充分的專業，能啟發有意以瑜伽教學維生的資深老師，並在工作之外，也榮耀自己的生命。做好準備，讓自己展露頭角吧！《瑜伽教學的藝術與事業》是一本涵括的主題全面，並提供具體重要細節的指南，能引領你走向永續、成功、得以自我實現的瑜伽教學職涯。」——**羅德・史崔克（Rod Stryker）**，《四種渴望》（*The Four Desires*）作者，Para Yoga創辦人

- 「過去五十年來近代瑜伽的演變，讓我們不得不重新思考瑜伽的定義、目的與意義。對於想理解瑜伽前世今生的學生、老師與經營者，艾美・伊波立蒂與泰洛・史密斯提供了一本不可或缺的指南手冊。他們將難得的經驗、正直以及洞見應用在瑜伽錯綜複雜的歷史、理論和練習中。這本書的論點精確，又明瞭易

讀——也讓我們明白為何商業行為可以是實踐瑜伽的另一種形式。——**道格拉斯・布魯克斯博士（Dr. Douglas R. Brooks）**，美國羅契斯特大學（University of Rochester）宗教學教授

● 「不論你是新手瑜伽老師還是資深瑜伽老師，這都是本必讀的作品。書裡的教學小撇步和商業建議能讓你「言行一致」，打造成功且充滿影響力的職業生涯。」——**卡拉・布萊德利（Cara Bradley）**，《臨界》（*On the Verge*）作者，Verge Yoga 創辦人

● 「我對這本書所呈現的瑜伽產業現況感到非常興奮。感謝艾美與泰洛，為瑜伽教育與金錢之間的巨大隔閡搭起橋樑。盡情雀躍吧，瑜伽老師們——你終於有機會知道該如何付得起房租了！馬上入手一本，並將書裡提供的練習與智慧應用在每日的工作上。」——**派崔克・哈靈頓（Patrick Harrington）**，Kindness Yoga 負責人，Nosara Yoga Institute 董事

● 艾美・伊波立蒂的教學風格深深影響了我的居家練習，我也相當期待這本書的問世得以轉化我的教學職涯！——**傑思文・史丹利（Jessamyn Stanley）**，國際知名瑜伽老師

●「極具啟發，條理分明。這本書為瑜伽職涯發展提供簡明的指引，新手老師得以避開常見陷阱，而資深老師則能突破瓶頸，往下一個階段邁進。我衷心推薦這本書給大家。」——**希瑟・彼得森（Heather Peterson）**，CorePower Yoga師資培訓部門國際總監

●「艾美・伊波立蒂與泰洛・史密斯分享了大量洞見，說明瑜伽不僅是東方的技藝或靈性的探尋，也能是一門高貴的職業——只要你能秉持誠實、正直的態度，發揮創意，並清楚商業運作機制。」——**馬諾拉瑪（Manorama）**，Sanskrit Studies & Luminous Soul Method創辦人

●「這是本充滿創意與智慧的作品，並提供許多實際好用的工具，不論你是新手老師或資深老師，皆能有所收穫！」——**克勞丁（Claudine）與宏薩・拉佛德（Honza Lanfond）**，YogaBeyond創辦人

●「在《瑜伽教學的藝術與事業》書中，你不會聽到不切實際的承諾。就如其他職業一樣，瑜伽教學這條路也需要認真投入、紀律與勤勉。」——**柯琳・賽德曼・伊（Colleen Saidman Yee）**，《生活瑜伽》（*Yoga for Life*）作者

●「以瑜伽教學維生需要企業家的視野與商業洞見。為了協助瑜伽老師們職涯發

展更為順利，《瑜伽教學的藝術與事業》揭開了瑜伽教學在商業與行銷層面的神祕面紗——幾乎每一位瑜伽老師皆能自其中獲益！」——**傑森・克蘭德爾（Jason Crandell）**，《瑜伽雜誌》（*Yoga Journal*）特約編輯

●「如果想將瑜伽、教學以及商業結合在一起討論，那麼艾美・伊波立蒂與泰洛・史密斯無疑是最合適的雙人組合。我很開心他們願意挺身而出，鼓勵瑜伽老師們以聰明且思慮周全的方式發展瑜伽事業。」——**凱瑟琳・布迪格（Kathryn Budig）**，《追尋真實》（*Aim True*）與《女性健康瑜伽全書》（*The Women's Health Big Book of Yoga*）作者

〈譯序〉

Yoga Piece創辦人暨瑜伽推廣者　潘信宏（Hsin）

二〇一七年底，我開設了「瑜伽教學求生指南」這門課，幾年下來全台已有上百位瑜伽老師及愛好者參與，其中不乏多次回鍋複訓的同學。這可能是台灣瑜伽圈最早有系統探討瑜伽老師這個行業的課程，也帶起了瑜伽圈內嘗試公開討論瑜伽產業種種現象的風潮。而這門課最初的發想，正是來自艾美．伊波立蒂與泰洛．史密斯共同撰寫的《瑜伽教學的藝術與事業》。因此當筆者受邀將他們的作品翻譯成中文版時，內心誠惶誠恐，感到冥冥之中自有因緣。

正如人類文明悠久，但歷史巨輪快轉成為當今社會風貌其實是相當近期的事，瑜伽的發展亦如是。如果從印度河文明的考古遺跡算起，瑜伽已有四、五千年的歷史，但不論是透過媒體抑或走進教室，現今我們對於瑜伽的想像很可能是近百年、近幾十年，甚至近十幾年來發展的成果。

同樣的，雖然瑜伽老師這個角色與瑜伽的歷史同等悠久，但瑜伽教學開始與商業緊密結合、或瑜伽老師開始成為得以用來謀生的職業等等現象，也不過短短二、三十年的光景。

簡單來說，商業社會下的瑜伽老師是一門揹負著龐大歷史資產（或包袱）的「新興行業」，究竟該如何在傳遞瑜伽的過程中，公允明白地賺取應有收入，仍是這個世代瑜伽教學者正在探索的議題。

在瑜伽與商業社會磨合的過程中，出現了許多特殊現象，其中之一，是近乎齊頭式的定價。例如新手老師與資深老師領取的課費差異不大，十年前團課課費的市場行情與今日所差無幾，全世界的研習課或師資培訓費用幾乎是同一價格，甚至在美國、台灣、中國等不同地域的瑜伽老師的月收入也近乎一致！考量到各國的人均所得及物價指數，西方瑜伽老師的謀生壓力相對辛苦，無怪乎「如何經營瑜伽事業」這樣的議題在前幾年快速發酵，而艾美與泰洛的《瑜伽教學的藝術與事業》，則是這股討論浪潮中的代表性作品！

在早些年前，瑜伽老師的謀生比較像是兄弟登山，各自努力。一批又一批的師資培訓畢業生於課程結束後宛如魚類將卵撒入大海，接下來的發展全憑個人機運。在瑜伽產業資訊不甚透明的情況下，滿懷熱情與熱血投入教學市場的老師們往往四處碰壁，或者誤踩地雷，憑藉理想咬著牙，撐不到兩、三年便離開教學舞台，陣亡率極高。

但這樣的結果究竟是舞台競爭太殘酷？還是自我準備不充足？或許都是，但艾美與泰洛認為一部分的原因出自我們對瑜伽產業本身的認識不夠清楚，當帶著充滿幻象的眼鏡踏足這世界，應對進退都不易做出合宜的判斷。而《瑜伽教學的藝術與事業》這本書想做的，就是以業界前輩之姿，為圈外以及圈內人揭開瑜伽產業的神祕面紗（你沒看錯，對圈內人來說同樣神祕！）。艾美與泰洛透過揭露資訊，分享經驗，用心提點後進不同教學階段可能面對的風險與應對之道，以提升瑜伽老師在教學市場上的存活率。

瑜伽老師的另一個特殊議題，在於我們不僅想在市場上存活，更想以「瑜伽」的方式存活。這意味著我們得面對靈性與商業之間的可能衝突。有些瑜伽老師堅持靈性修行的純粹性，拒絕了商業的介入；有些瑜伽老師則倒向商業利益，以瑜伽之名從事商業行為。而艾美與泰洛認為，其實存在著第三條路，讓靈性與商業並行。在這樣的思考脈絡下，如何清楚、公正的經營瑜伽事業，本身便是種高難度的靈性修煉。

《瑜伽教學的藝術與事業》於二〇一六年出版，以美國瑜伽市場為背景，但或許台灣消費市場往往是美國的落後指標，使得中文版於此時推出，反倒更呼應台灣瑜伽產業現況！在這本書中絕大部分的觀念與建議，幾乎都能無縫接軌地直接應用在台灣市場，是讀者之大幸。

為了理解這本書的部分內容，我們需要進一步認識作者艾美的瑜伽教學風格。雖然她在書中並未提及，但她過去曾是阿奴薩拉瑜伽（Anusara Yoga）的明星老師。在阿奴薩拉瑜伽的教學方式中，通常會為課程設立一個心靈主題，於開課時與同學分享，並搭配特有的正位技巧，引領學生在身體與心靈層次同步成長。這也是為何艾美會在本書的第三部分〈妥善教學的技巧〉中多次提及設立課程主題的主要原因。筆者認為每個瑜伽系統有著自己的教學方式，每位瑜伽老師也有自己的授課偏好，讀者無需因自己教學的方式與書中不同而感到困擾。但艾美提到了一個重點，瑜伽課與其他運動課的差別在哪？如何讓瑜伽練習不流於單純的伸展？不論你是否採取設立課程主題這個方式，這都是每位瑜伽教學者無法迴避的問題。

在瑜伽老師「可能」的漫長教學生涯中，短期、中期、長期分別會面臨不同的挑戰。短期來看，新手老師常面臨的挑戰包括：

- 如何踏入瑜伽教學這一行？
- 如何選擇合適的師資訓練？

- 如何找到授課機會？
- 如何提升自己的教學品質？

簡單來說，新手老師的挑戰來自如何透過瑜伽教學謀得生存，以及對自身教學能力不足的擔憂。

中期來看，已能透過瑜伽教學穩定維生的老師也有別的困擾，包括：

- 授課量很多，但生活品質受到影響。
- 賺取的收入都拿去研習了，陷入另一種無限循環。
- 教學收入讓人餓不死，但也不開心。教瑜伽成為另一份上班打卡的工作，失去教學的熱忱。

長期來說，一位資深瑜伽老師即便仍滿懷教學熱忱、擁有聲望、收入穩定，但同樣挑戰重重，例如：

• 鐘點費的數字長期停滯，但授課量會因體力而跟著下降。
• 產業風向瞬息萬變，跟進與否該如何衡量？
• 面對大量新手老師的出現，行銷工具的日新月異，「資深」究竟是一份資產，還是讓人跟不上時代變遷的負擔？

好消息是，不論你正處在哪個教學階段，《瑜伽教學的藝術與事業》都提供了一些思考，這部分就留待讀者自行探索。

針對瑜伽老師的能力養成，可概分為兩個面向討論：「硬實力」與「軟實力」。「硬實力」指的是對瑜伽相關學科及術科的掌握，例如：瑜伽哲學、歷史、解剖學、脈輪、正位技巧、排序、手觸調整、瑜伽療癒……等等。「軟實力」則與課堂上的教學風格，及課堂外的經營規畫能力有關，例如：溫暖、幽默、善於行銷、能掌握產業風向……等等。

只要「硬實力」與「軟實力」相加後的綜合能力充分，便足以在瑜伽教學市場上生存。在實務上，我們也確實見到不同老師有著不同的軟硬實力比重，各自走出自己的生存之道。

《瑜伽教學的藝術與事業》這本書最大的貢獻，在於點出「硬實力」雖然重要，但有時僅依賴「硬實力」不足以維生，或者會過得比較辛苦。但這批身上有著專業、認真善良的瑜伽老師們其實有機會、也值得過得更好——只要搭配一些「軟實力」。而「軟實力」雖然看似很吃天分或人格特質，但其實是可以透過後天努力強化的！

無庸置疑，《瑜伽教學的藝術與事業》將大部分的篇幅放在「軟實力」的探討上。這並不是說「軟實力」能夠取代「硬實力」，也不是說強大的「軟實力」就足以讓你成為一位瑜伽老師，正如行銷須以產品或服務為根本，過度包裝不能稱之為行銷，而是欺騙。這本書期待的，是協助意圖在瑜伽這條路上奉獻自己的教學者，透過留意到「硬實力」與「軟實力」之間的平衡，進而打造能讓自己心滿意足，同時利益他人的教學職涯。

正如艾美與泰洛於書中所提，瑜伽老師真正的工作在於體現幸福的狀態，並將這方面的理解傳遞下去。照護好自己，是瑜伽老師的責任！

獻詞

獻給所有過去、現在以及未來的瑜伽老師們，
感謝你們以社群領袖、英雄以及導師的形式服務大眾。
你們的天賦為這個世界帶來改變。

目錄

前言

作為生長在八〇年代中期的青少年，在止滑瑜伽墊尚未發明之前，我便上了人生第一堂瑜伽課。我讀《道德經》，在環保組織擔任義工，好幾個夏天都泡在大自然裡，參與社區活動，並參加華盛頓特區針對動物權利及環保議題舉辦的大遊行。

經歷十一年嚴格的體位法練習，我在二十七歲那年成為瑜伽老師。我知道瑜伽遠不僅於擺出肢體動作，也覺得自己仍太年輕，尚不夠格教授瑜伽，但我的老師辛蒂·李（Cyndi Lee）當時正著手師資培訓，她鼓勵我只要具足勇氣，隨時歡迎加入培訓。

即便僅觸及瑜伽無垠奧祕中的滄海一粟，人生中的第一個師資培訓確實滿足了我追求瑜伽真理的渴望。也由於辛蒂對我的信任，讓我有了勇氣踏上教學之路。

培訓結束之後，我開始與其他有相似價值觀的瑜伽人來往。他們也喜歡依循自然節律生活，覺察自己的身體，並對自己的每個抉擇如何對地球帶來影響充滿覺知。隨著瑜伽練得愈多，我們對周遭世界的敏感度也與日俱增，包括：與摯愛之人的關係，吃下肚的食物，對陌生人的感覺，和花錢的方式。

在當時，以瑜伽教學謀生可說是前所未聞的想法。在九〇年代中期之前，許多人對於瑜伽老師的想像是：一個新潮古怪的人，在燈光昏暗的客廳裡燃著薰香和蠟燭，帶著大家在厚紅絨地毯上做瑜伽。像我這樣年紀的人，理應要從事朝九晚五的工作，擔起社會責任，活在所謂的「真實」世界中。我的確嘗試過——然後失敗了。我想要有更多省思與學習的時間，更有彈性（包含身體與行程安排），以及有著共同理想的夥伴。我也希望能幫助別人探索，進而成為最棒的自己。

因此，我以新手老師的身分成為瑜伽教師小圈圈的一份子，努力尋求教學機會。畢竟在九〇年代的紐約市，瑜伽仍是相當冷門的活動。

一九九八年的某個時間點，瑜伽開始席捲主流文化。名人如搖滾歌手史汀（Sting）和流行樂女王瑪丹娜（Madonna）有在練瑜伽的消息傳開之後，原本得極力爭取工作的我，開始得婉拒應接不暇的教學機會。突然之間，瑜伽蔚為風潮。

還有比這更棒的事嗎？練瑜伽的人愈多，意味著有更多人正以能為世界帶來寧靜與和諧的方式成長，不是嗎？

瑜伽的普及雖然有其益處，但也帶來了許多挑戰。長期以來，瑜伽練習者們爭論著：流傳已久的古老觀念是否為了吸引大眾，而被簡化了呢？或是為了滿足老師的個人目的而有所調整？人們喜歡瑜伽的動機是否純正？此外，名人做瑜伽的效應似乎也暗示著這是屬於小眾菁英的練習。

我一邊和這些內心的疑問搏鬥，一邊教瑜伽並培訓師資。這讓我深刻體會到在維持自我練習、持續進修的同時，仍能維持像樣的生活品質且不失去熱忱是多麼困難的事。

時間快轉到二〇一〇年，在一位共同朋友的介紹下，我認識了泰洛・史密斯（Taro Smith）。泰洛本身是企業家，專長於經營生活風格以及健康相關的事業，同時是受過訓練的瑜伽老師，因此能理解瑜伽老師的處境和討生活的艱辛。他聰明，充滿熱情，且懂得如何激勵人心。

為了幫助最優秀認真的瑜伽老師從競爭激烈的教學市場中脫穎而出，在泰洛的協助下，我開設了一堂線上課程。內容包括如何建立穩固的學生客群？如何維繫穩定的財務狀況？如何取回屬於自己的時間，重新站上墊子練習？如何透過鮮活有趣的方式教學，並鼓舞更多學生擁抱瑜伽？

泰洛和我十分清楚，大部分瑜伽老師的背景並非企管碩士出身。雖然各行各業的小企業經營者都能輕易地在網路或書店找到商業教戰手冊，但身為瑜伽工作者，我們需要更符合瑜伽價值觀的商業指引。

短短一年半內，有超過一千五百位老師參與我們的培訓，遍及世界各地共四十三個國家。我們的培訓成效良好，老師們開始在各自的社群裡獲得迴響。於是我們進而創辦了「九十猴」（90 Monkeys），這是專門為瑜伽老師提供扎實的線上或面對面教學資源的公司，其中包括完整的專業生涯發展課程。

為什麼叫做「九十猴」？

「九十猴」這個名稱來自原先的課名「改變世界的九十分鐘」（90 Minutes to Change the World），並引用了印度史詩《羅摩衍那》（Ramayana）的典故。在《羅摩衍那》中，猴子大軍群起呼喚神猴哈奴曼，希望他分享自己的天賦，才不負他英雄之名。我們覺得瑜伽老師和瑜伽教室就像是「瑜家（伽）軍」（yog-army），可以激發新生的學習動機，也能鼓勵既有學生勤於練習——而這正是改變世界所需要的。

這本書的基本架構來自於「改變世界的九十分鐘」這門課。泰洛和我一起撰寫這本書，但為求簡潔，我們選擇用我（艾咪）的觀點來寫作。本書旨在協助老師們培養瑜伽相關的專業技能，包括：

- 提升課堂出席率
- 啟發學生的方法
- 建立好口碑，以及維護口碑的方式
- 透過繼續教育和練習，作為永續教學的養分
- 在瑜伽社群中建立彼此互惠的良好關係

依循本書中所提供的評估、練習以及方法，能增加賺取收入，擴展觸及人數，並提升你對從事教學的滿意度。如果你是新手老師，以這些知識為基礎，能讓你少走許多冤枉路。

想成為完美的瑜伽老師或瑜伽事業經營者並沒有捷徑，你得努力下足功夫。身為瑜伽愛好者和教學者，泰洛和我很清楚這條路上會經歷什麼，而我們會陪伴你一步一步走下去。相信我，不論是你或你的學生，都能從中受益並得到支持。

我們相信，瑜伽的力量能讓人以充滿覺察、快樂的狀態活著。而從過往的個人經驗，我們也認知到教瑜伽這件事同時改變了老師和學生的人生，對雙方皆帶來正面影響。這本書會告訴你如何用最有效的方式，和其他人分享這些益處。

第一部

成為瑜伽老師

第一章　瑜伽教學現況

瑜伽教學現況

數百萬人已體驗過瑜伽的美好。有些人發現瑜伽有助舒緩疼痛或減輕壓力，有些人則將瑜伽納入他們既有的冥想與靈性練習。還有許多人僅是單純覺得練瑜伽會讓自己感覺變好，提升了整體幸福感。

傳統上，瑜伽被視為用來提升意識及正念覺察的一種途徑——雖然西方國家已不那麼強調這個觀點。瑜伽練習有助我們深刻覺察身、心、靈三者彼此的緊密相連，也能覺察到看似獨立的個體與地球眾生之間其實息息相關。

在這人人行程馬不停蹄，並被高科技產品圍繞的世界中，瑜伽是少數無需仰賴科技，但仍大受歡迎的活動。唯一需要的，是一張止滑墊，及對練習的承諾。

身為瑜伽練習者，有時練瑜伽是一天中唯一能遠離電子產品的時刻，你得已進入平靜狀態、活動身體，並純粹地呼吸。做為瑜伽老師，有機會引領大家經歷這趟旅程既是種特權，也是種榮幸——旅程中有時令人感到愉悅，多數時候充滿挑戰，然而總是有所收穫。

瑜伽教學常被視為一種生活型態事業（lifstyle business）。意思是你選擇了一種與自己生活型態相符的嗜好，投身其中，並藉此打造職涯，或增加額外收入。

我們之所以被瑜伽教學召喚，是因為我們愛上了所有能讓自己踏上瑜伽墊的理由，珍惜看著學生成長的機會，而且很可能都對辦公室隔間的生活、無止盡的會議，及不舒服的鞋子敬謝不敏！

關於瑜伽教學現況的好消息

《瑜伽雜誌》（*Yoga Journal*）及瑜伽聯盟（Yoga Alliance）作為代表瑜伽老師、瑜伽教室和不同瑜伽派別的專業組織，針對美國瑜伽現況進行了一項大規模調查。[1]根據他

1 完整研究成果可在網站閱讀：www.yogaalliance.org/Portals/0/2016%20Yoga%20in%20America%20Study%20RESULTS.pdf

們於二〇一六年發布的〈美國瑜伽現況〉（*Yoga in America*）調查報告，瑜伽練習人口有三千六百七十（3670）萬人，在二〇一二年時只有二千零四十（2040）萬人。瑜伽練習人口不僅在成長，而且是呈爆炸性的成長！事實上，全美國有百分之二十八的人曾經上過瑜伽課。相較以往，有愈來愈多的男性及高齡族群參與練習：在二〇一五年，大約有一千（1000）萬名男性練習者，而五十歲以上的練習人口則將近一千四百（1400）萬人。

瑜伽人（Yogis）也對經濟貢獻良多，每年投注了一百六十（160）億美金在課程、瑜伽服飾、配備和配件上，相較於二〇一二年時的一百（100）億美金成長了許多。瑜伽的魔力顯而易見：有百分之三十四的美國人聲稱他們在未來十二個月內有可能（或非常可能）會開始練瑜伽——這數字相當於八千（8000）萬人。他們為什麼想嘗試瑜伽呢？報告顯示前三大主因是為了增加柔軟度、減輕壓力，及改善體適能。

根據這份調查，瑜伽已逐漸成為美國人生活的一部分。從二〇一二年開始，意識到瑜伽存在的美國人比例自百分之七十五上升到百分之九十。每三位美國人當中，就有一位曾經嘗試自己練習瑜伽（不是在課堂上）。

調查結果也顯示瑜伽練習者[2]通常擁有比較正面的自我觀感：認為自己擁有「良好平衡」、「行動敏捷或靈活」、「關節活動度大或柔軟度佳」、有在「回饋社會」的比例，比沒練習瑜伽的人高出百分之二十。

調查指出，相較於一般民眾，瑜伽練習者更加在意自己的健康、所處的社群，以及整體環境。超過百分之五十的瑜伽練習者表示他們嘗試永續飲食，擁戴綠色生活，相較之下，一般民眾的比例僅有約三分之一。近半數的瑜伽練習者表示他們會投入時間回饋社會，而非瑜伽練習者中僅有百分之二十六會這樣做。

其中一項調查結果並不令人感到意外，那就是即便跟瑜伽練習者相比，瑜伽老師和受訓中師資也更關注環境與社會議題，更在意「有意識的」生活與飲食方式。瑜伽老師與受訓中師資有百分之二十二是素食者，相較之下，瑜伽練習者的素食者比例僅佔百分之八，一般民眾更僅佔百分之三。另外，瑜伽老師及受訓中師資有百分之六十會使用天然的保健及美容產品，相較之下，瑜伽練習者的比例只有百分之四十四，而一般民眾則為百分之二十一。

這類統計數字支持了我在瑜伽圈打滾多年的親身經驗：瑜伽人以更高度的自我覺察和積極正面的自我觀感經營生活。也由於瑜伽人比一般民眾更為敏感，讓他們能為所處

2 在〈美國瑜伽現況〉這份報告中，對「瑜伽練習者」的定義為：近六個月內有上過瑜伽課，且非瑜伽老師。

的環境與社群帶來鼓舞人心的改變。

說了這麼多，對你而言（不論已是瑜伽老師或者渴望成為瑜伽老師）究竟有什麼意義呢？——當今對於瑜伽老師的需求達到前所未有的高峰，而且短期內需求不太可能降低！

成為瑜伽老師的挑戰

有了上述統計資料佐證，身為瑜伽老師，你其實正參與著一場快速成長的社會變遷，而且這個變動與當代社會生活愈來愈密不可分。對瑜伽教學者來說，這是個令人感到興奮的消息，但看清楚瑜伽教學這一行究竟得面對哪些挑戰也相當重要。本書會幫助你釐清這些問題，並將挑戰降到最低限度。你可以一邊閱讀，一邊想想如何將書中的提醒套用在具體遇到的狀況上，並找出巧妙的應對方式。

首先，隨著瑜伽日益普及，對於師資培訓的需求已在全世界培養了一支小型教學部隊，而你只是眾多教學者中的其中一員。要讓自己從中脫穎而出已經不如以往容易。

另一方面，由於瑜伽如此受歡迎，有時會因過於商業化而為人詬病。如果你受到這些批評影響，可能會讓你很難充滿自信地宣傳自己、傳播課程訊息，或為付出的時間和精力要求合理報酬。

除此之外，進修瑜伽可能得投入大量的時間與金錢，但從傳統上來看，教瑜伽向來都不是一個收入豐厚的工作。

瑜伽與金錢

當瑜伽涉及商業、金錢，及行銷時，是否會與瑜伽道德層面上的教導有所衝突，許多人對此感到困惑。我們在課堂上做過問卷調查，有半數的瑜伽老師對於收學費這件事感到彆扭。其中許多老師表示，「別人」對於瑜伽及金錢的觀感，是讓他們感到不自在的主因。

真實的情況是，瑜伽對於不同的人來說代表不同的意義。以下是三種常見的信念體系：

1. 瑜伽是根植於祕傳的靈性練習，這樣的傳統應當繼續維持下去。因此這類型的人通常比較難以接受瑜伽的商業面向，容易在行銷及推廣課程時遇到困難。

2. 瑜伽教學是種嗜好或副業。這類型的人通常蠻幸運的，可以在不需要擔心報酬的情況下進行教學。

3. 瑜伽教學是一種專業，是在二十一世紀當代社會中賴以謀生的方式。

如果你正在認真考慮以瑜伽教學維生，我想幫助你了解，為何第三種信念體系是你最明確的選擇，以及另兩種信念體系可能導致的困境。

瑜伽課該免費嗎？

每當有老師提供免費的瑜伽課（或僅收取非常微薄的酬勞），他們就相當於「自掏腰包教課」。他們花了汽油錢開車抵達教學地點，付了教室外的停車費，可能還租借了教學場地。換句話說，他們花出去的成本比賺回來的錢還多。每一堂免費課程的出現都會對市場帶來影響，進而損害到其他仰賴教學收入維生的老師權益。我幾乎從不免費教學，如果選擇這麼做，通常是為了做公益，且參與者仍然必須捐款。偶一為之的免費教學無傷大雅，但留意別讓此成為你的常態做法。

在美國，瑜伽已是市值高達一百六十（160）億美金的產業。瑜伽用品的販售五花八門——從墊子、輔具、包包到瑜伽專用服飾，甚至還有珠寶及營養補給品。瑜伽大會及瑜伽節的承辦人於會場置入了許多不相關的活動，例如音樂會、走繩運動（slacklining）、呼拉圈、立式槳板運動（stand-up paddle boarding），甚至品酒會。隨著企業不遺餘力地推廣，各種批評也相伴而至。

對於將瑜伽視為一種練習，同時也是一門專業的瑜伽老師來說，了解產業現況，並對印度和西方的瑜伽歷史有些認識會很有幫助。從歷史的角度來看，西方的瑜伽練習和教學受到強調靈性開悟的特定瑜伽學派影響很大——主要是帕坦伽利（Patanjali）的古典瑜伽（classical yoga）與吠檀多不二論（Advaita Vedanta）傳統。這些瑜伽學派透過瑜伽練習來超越對物質世界的自我認同。信奉這些學派的練習者傾向棄絕物質財富，避免各種形式的享樂，許多人甚至誓言獨身。但瑜伽的學派及哲學除了上述兩者之外，其實還有其他系統存在，古典瑜伽與吠檀多不二論只是碰巧很早就在西方世界立足罷了。時至今日，這種強調靈性而否定物質的觀點，仍對瑜伽界留下許多影響，特別是瑜伽人對待金錢的態度。

遠古時期瑜伽與金錢的關係

數千年前的印度是個父權導向社會，師生關係建立在「供奉」（dakshina，神聖的報酬或獻祭）的概念上。當時的學生會全然遵從老師的教導，包括只要是老師要求的報酬，學生都會一一奉上。有時老師希望學生給予的報酬並非物質上的財物，也可能是承擔某些責任，或者僅是一種形式上的要求。在這樣的父權體制中，上師（guru）與學生之間是一種上對下的關係。

在西方的教育中，老師與學生並非上對下的階級或權威關係，而是建立在彼此較為平等的基礎上。因此當瑜伽在二十一世紀的西方發展時，需要找到一種不同以往的運作典範。

那些反對將瑜伽視為一種事業經營的人或許忽略了一件事：瑜伽不僅擁有靈性練習的成分，同時也是一種教育，其內容涵括了身體活動、健康、哲學，甚至還有歷史。如果我們將焦點放在瑜伽是具多元面向的教育，而非純粹祕傳的靈性探尋時，那麼就像其他教育類課程——例如鋼琴課或語言課——瑜伽課有充分的理由向學生收取學費。現在是在西方建立一個更現代化典範的時候了——瑜伽教學應像其他類型的教育一樣，被視

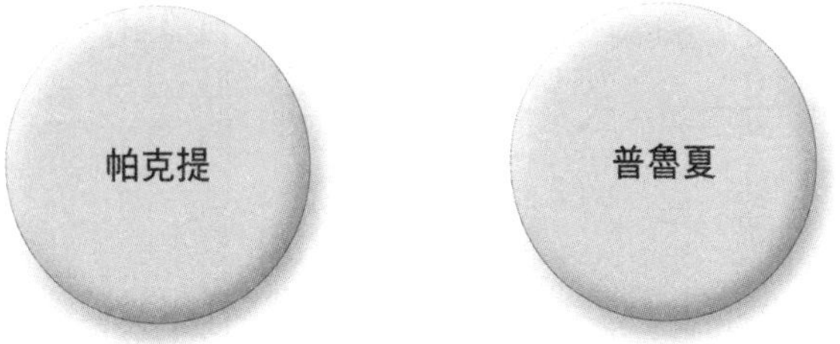

帕克提	普魯夏
物質	心靈
相對性的世界	絕對性的世界
金錢	永恆
改變	不變
多樣性	同一性
瑣碎的事物	宏觀的全貌

為一種正當職業。

不管在任何領域，庸俗的行銷手法都讓人倒盡胃口，瑜伽領域更是如此。但是，瑜伽不能因而自外於商業推廣。如果瑜伽老師不宣揚瑜伽的優點及自己教學上的專業，一般大眾要如何得其門而入、親近這些益處呢？瑜伽能帶來的美好值得向全世界分享，瑜伽老師身上獨特的天賦值得被學生知道，而在當今社會，這些都是金錢可衡量的價值。

我們可以透過一些基礎瑜伽哲學，來協助我們釐清這個爭論。西元二世紀的《帕坦伽利的瑜伽經》（*The Yoga Sutra of Patanjali*）中運用了兩個概念來解釋實相：帕克提（prakriti）和普魯夏（purusha）

帕克提的概念含括了萬物（matter）、物質世界、感受和情緒，所有會變動的事物，多樣性，以及金錢這類「微不足道的東西」。普魯夏的概念則包括靈魂、絕對性、永恆——所有不變動的事物。

以普魯夏為尊的傳統將物質世界視為一種需要被處理的問題，或者應自其中抽身的對象。諸如「我不是這個身體，我不是這個頭腦」和「一切皆為幻象」這類說法，都來自於認同普魯夏概念的學派。為了達到普魯夏的美麗境界，嚴謹的奉行者會試圖壓抑感覺、抑制欲望、戰勝小我，並透過冥想自真實世界中隱遁。由於這種學派的焦點全然放在「現世以外的世界」，在二十一世紀運作時難免遇到許多挑戰。

有另一種在西方較不廣為人知的觀點同時擁抱了帕克提和普魯夏的概念，以瑜伽中的譚崔（Tantra）學派作為代表。譚崔一向被認為只和性有關，但它其實是種更廣泛的瑜伽哲學體系，涉及了人類生命的各種面向。（想了解更多譚崔的起源，我們推薦傑佛瑞・薩繆爾（Geoffrey Samuel）所著《瑜伽與譚崔的起源》（*The Origins of Yoga and Tantra*）或大衛・G・懷特（David G. White）的著作《煉丹體》（*The Alchemical Body*）。）

同時擁抱帕克提和普魯夏兩種概念，讓我們體認到人生在世，有溫飽需求必須滿足，有帳單需要支付，有孩子得扶養及至上大學，有很多值得推崇的機構正努力創造改變——而他們需要我們的支持。這裡頭沒有一件是幻象，全都真實存在！

將瑜伽歸類為美好，並把消費主義貼上醜陋的標籤，這樣的二分法既不務實也無濟於事。實際上，我們無法因練習瑜伽而跳脫消費主義的框架。人類和食物鏈中的其他物種一樣，必須進食和消耗資源。因此，或許更重要也更值得關注的問題是：我們該如何打造一種典範，以更符合道德、充滿意識，且能永續發展的方式來思考金錢與消費主義呢？

瑜伽教學的惡性循環

我創立了「改變世界的九十分鐘」這門課，因為我知道能透過瑜伽教學、並以瑜伽行者的方式生活是種恩典。然而，作為瑜伽老師的培訓者，以及於第一線教學的經驗，我親眼見證老師們為了達到收支平衡所呈現的種種掙扎。一次又一次，我目睹老師們落入我稱之為「瑜伽教學的惡性循環」。它是這樣運作的：

1. 跑遍市區，每週教上十八堂（或更多）課來維持收支平衡。

2. 哎呀！沒時間讓自己練習！沒時間備課了！
3. 因為缺乏練習、靈感，或準備不夠扎實，導致教學品質欠佳。
4. 回到家後沒有時間靜心沉思、娛樂、從事休閒活動，或陪伴家人。
5. 隔天起床後感覺更加枯竭，學生數量漸漸減少。
6. 賺的錢不足以支付帳單，無法負擔必要的進修學費，或犧牲了必要的自由時間。
7. 日復一日。

看著許多好老師為了打平日常開銷而接太多課，導致沒時間或缺乏經費繼續進修，是一件很痛苦的事。許多人在教學示範時受傷，因為他們沒時間從事自我練習，維持身體的強健。總有一天，他們的課程品質也會受到影響，學生深蒙其害。

看到自己培訓出的畢業生面對如此嚴峻的考驗，讓我決定開始研究商業運作的機制。我在這方面投入的心力絲毫不亞於瑜伽哲學上的學習。我希望能藉由傳授瑜伽教學商業技巧來幫助其他老師，進而幫助到他們的學生。

鑽研商業與市場行銷的過程賦予我寶貴的工具，也讓我明白，作為一個瑜伽老師必須面對兩個現實處境。以下將詳述這兩個處境，並提供我的個人建議：

一、在美國，絕大部分的全職瑜伽老師都陷在惡性循環中，尤其是新手老師。有些老師試圖避免落入這處境，但面對不斷變化的市場，沒人能保證你永遠倖免於此。因此，我建議你把這件事牢記在心，盡你所能避免自己陷入惡性循環。不要教授過多的課，以能愉快勝任的課堂數為上限（請見本書頁一一九到頁一二七），在每週行程表中保留自己練習的時間。

二、我們無法控制行情，因為總會有瑜伽老師願意接受非常低廉的酬勞——可能是渴求教學機會的新手老師，或者他們把教學視為一種嗜好。不幸的是，接受以低於市場行情的價格進行教學，無形中貶低了瑜伽專業服務的價值。因此，我們應當盡可能讓市場行情往好的方向發展。好消息是，隨著你對瑜伽教學商業技巧愈熟悉，愈能自市場獲得好報酬。

將瑜伽視為當今世界一門寶貴的專業，對於你的練習、教學，和課程都有幫助。學生固然需要你在瑜伽墊上展現嫻熟的教學技巧，但也需要你照顧好現實生活的能力。我希望截至目前為止，這方面的表達已足夠清楚，瑜伽和日常生活之間實際上密不可分。

師資培訓

除了有能力教授一連串的體式之外，瑜伽老師還應該對正位技巧、療癒上的應用，以及瑜伽豐富悠遠的歷史與哲學有所涉獵。一般來說，根據瑜伽聯盟的標準，兩百小時是成為瑜伽老師所需的最少訓練時數，而五百小時則是訓練時數的高標。從某方面來說，這些數字其實相當武斷。就像瑜伽練習一樣，瑜伽教學也需長達一輩子的投入。因此，如果想把瑜伽教好，就必須持續不斷地進修，讓自己成為終身學生。

培訓課程的走向會依培訓師資以及派別而有所不同。此外，有些瑜伽系統更強調正位技巧、姿勢擺位，以及哲學。

如果你正考慮參與師資培訓，你需要尋找一位自己也受過良好訓練的培訓老師。詢問培訓老師或課程負責人下列問題：

- 您是否自兩百小時或五百小時師資培訓結業？
- 您參與過的師資培訓是否不僅一個？
- 您所受訓的瑜伽系統是否重視正位技巧、姿勢擺位，以及哲學？

- 負責培訓您的老師是誰？您的老師是否以教授學生正位技巧、姿勢擺位，並避免損傷而聞名呢？
- 您是否還擁有其他證照，例如物理治療師、按摩治療師，或運動醫學相關背景呢？

當今瑜伽教學的完整輪廓

對許多學生來說，瑜伽課程是他們的庇護所，是一塊能讓人安靜、沉思，與自我及社群連結的珍稀淨土。瑜伽老師授課的場域常賦予人一種神聖感受，彷彿只要待在這，就會有些特別的事情即將發生。但我們並非傳教士，也非上師，我們不告訴別人該相信什麼。

我們所做的，就是教授體位法，一種奠基於多年傳統與哲學之上的身體練習。我們提供一條通往身、心、靈健康的道路，並以此維生。我們的投入在本質上具有多元面向，既是份專業，也是種藝術，且同時涵括了身、心、靈不同層面。這可能會衝擊到某些人既有的世界觀，因為他們原本認為不同面向之間各自獨立。但這種具多元面向、屬於二十一世界的教育典範正在壯大，熱情擁抱它吧！

第二章　為人師表

資深瑜伽練習者相當擅長自我覺察、自我探詢及自我衡量，如果你想成為瑜伽老師，這些能力也同樣重要。的確，教學時我們必須清楚學生上課的期待與動機（之後會討論如何做到），但如果我們不先釐清自己的期待與動機，或是未能清晰意識到自己的優勢與弱勢，也無法在教學路上一帆風順。

我建議你依下列三種類型，來衡量分析自己的狀態：善於教學型的瑜伽老師、楷模型的瑜伽老師，和成功型的瑜伽老師。在自我衡量分析的過程中，會幫助你釐清自己的長處與不足之處，以及後續可採取的改善行動。這過程也會協助你更充分理解自己為何而教，以及慣用的教學方式。

所謂的「善於教學型」、「楷模型」、「成功型」是什麼意思？以下是我針對瑜伽老師所下的定義：

善於教學型：很會教學，能力稱職的老師

楷模型：能作為好榜樣，供他人仿效的模範老師

成功型：能透過教學實踐個人職涯目標的老師

以上分類並非一種進程。你無需先努力讓自己成為善於教學的老師，直到能力稱職後，才往楷模型老師前進。我也沒有暗示一旦你成為善於教學型和楷模型老師後，成功將隨之而來。更進一步來說，上述這些類型彼此之間並沒有哪一種類型特別優越。最善於教學的老師未必會是最好的楷模。最好的楷模型老師也未必最成功。你也有可能在教學能力有限的狀況下，實踐你的瑜伽職涯目標。

我的想法是，你應該努力讓自己在這三種類型中取得平衡。當有人問，你是善於教學型、楷模型或是成功型時，或許最好的回答是：「以上皆是！」

讓我們更深入了解每一種類型。

善於教學型的老師

善於教學型的老師意指他的知識淵博或能力嫻熟。他接受過良好訓練，接受過資深老師的督導，總是與時俱進，保持規律練習。他熟悉正位技巧，因此能夠透過口語或身體觸碰提供良好的調整。他的能力嫻熟，讓他得以充分傳達自己的教學理念。

善於教學型的老師在口語引導時的分量是平衡的——沒有太多，也不會太少，就是恰到好處。他們清楚適時保持沉默的重要性。他們妥善備課，會充分觀察學生，以針對真正出席的學生進行教學，即使這意味著得打破原先備課的規畫。

善於教學型的老師能基於學生當下的狀態，鼓舞學生快樂地持續練習，因此總能帶來好的結果。他們尋求並探索的是新的進展，而不是追求完美。透過口語引導及動作示範，讓學生感受到身體顯著的改變。

除此之外，善於教學型的老師也擅長課堂時間管理。例如，他會準時上下課，左右側停留的時間是均等的，抑或在站姿與倒立練習之間取得平衡。（在時間管理這方面，老師未必能做得比學生好，因此必要的話可看時鐘，或使用計時器。）

不善於教學的老師

如果想更清楚何謂善於教學的老師，我們可以看看幾個反例。常見的問題包括期待學生完成他們做不到的事，或者讓學生的期待膨脹，超出他們現有的安全範圍。又或者老師想分享其洞見，但表達的方式單調又無聊。不善於教學的老師也可能讓學生感到自己不如他人、不重要，或被貶低。不善於教學的老師也可能信口開河，例如宣稱自己有能力診斷並治療學生的病痛。更有甚者，不善於教學的老師表現出的態度可能是「要嘛聽我的，不然就離開。」

楷模型的老師

足以作為他人好榜樣的老師，我稱之為楷模型老師。他啟迪人心，又腳踏實地。與學生之間有清楚的界線，但又讓人得以親近。他真誠不做作，也鼓勵學生真實做自己。他遵循道德準則，以敏感並體貼他人的方式於世間行動，並高度重視師生關係（下一段有更多關於瑜伽老師道德倫理的討論）。這樣的老師樂於與同儕一起合作，且非常重視社群。不論是面對學生、同儕或者社群，他總是展現他的溫暖與關懷。

即便有著近乎聖人般的特質，楷模型老師仍舊無比地真實——誠實、值得信賴、公平公正。（他很清楚自己收受了學費，希望能讓學生收穫物超所值。）雖然有些學生會想把老師奉上神壇，將他視為某種超乎常人的存在，但老師不會允許這樣的事情發生。（楷模型老師想待在瑜伽墊上，而非神壇！）楷模型老師不會虛偽地自貶，而是坦承自己的缺點。即便他對自己擔當老師的角色充滿信心，但依然持續學習，有時在教學上也仍會感到艱困掙扎。坦承自己遇到困難並非軟弱的表現，事實上，這是通往更高連結的橋樑。

當代道德準則：在持戒（Yamas）與精進（Niyamas）之外

幾乎每一個瑜伽師資培訓都會討論到道德準則，特別是帕坦伽利在《瑜伽經》上頭所列舉的「持戒」與「精進」。在瑜伽的師生關係議題上，道德準則特別重要，因為當學生跟著我們練習時，基於對老師的信任，他們會卸下防備而變得容易受到傷害。身為專業人士，我們需要獲得學生對我們的信任，但師生關係本質上存在著權力不對等。因此，作為瑜伽老師，我們得在身為楷模一事上負起更多責任，以較高的標準要求自己。如果想知道更多關於師生關係之間的行為與道德準則，可以上網搜尋〈加州瑜伽教師協會行為準則〉（*California Yoga Teacher Association Code of Conduct*），這份準則由經驗豐富的瑜伽老師茱蒂絲・漢森・拉斯特（Judith Hanson Laster）於一九九五年撰寫。

「持戒」與「精進」是帕坦伽利八肢瑜伽的前兩肢，是一些務實的原則與「規矩」，指引我們在以「業」（karma，因果）為本質的世界中該如何行動。身處在「業」的世界裡，我們需要合宜的行為，並為行為負起責任。

但「業」並不等同於這個世界的全貌。與「業」相對的概念，叫做「里拉」（lila）。「里拉」的概念包含了至上所從事的神聖遊戲（divine play）、易變性、混沌不明，以及無常。相較於世界的瞬息萬變，人類在其中顯得脆弱不堪，未來既充滿未知，也無從預測。

以因果關係為預設的持戒與精進既直觀又重要，但它們無法因應這個世界的無常。或許在某個時間點，你的生活呈現平穩的樣子，但只要一個呼吸的時間，便可能出現徹底的改變。例如家人出車禍、另一半被解僱，又或者是你的健康狀況急轉直下。

別誤會我的意思——持戒與精進是不可或缺的，我也不希望活在一個沒有道德準則的世界裡。但我們得認知到，這樣的概念源自苦行傳統，是苦行典範的一部分，用以鼓勵靈性探尋者遠離這個受到社會契約規範的世界。

大部分的小學生到了三年級，已經學過並遵從類似持戒與精進的道德準則（例如

「不偷竊」、「該讚揚時不吝於讚美」、「不說謊」、「維持整潔」等等。）。作為瑜伽老師，我們在這個基礎上繼續前進。是進一步讓這些道德準則落實於現代生活的時候了。要做到這一點，必須認知到我們所處的世界既被可預測的「業」所推動，也受到不可預測的「里拉」所牽引。簡而言之，所謂遵從現代道德準則，意指要隨時做好準備，或是有條理地安排生活，在生活中建立基本的穩定性。如果有一天「里拉」無預警來到，你才得以順隨宇宙安排的戲碼起舞，而不是無法作為地讓這場意外碾壓自己。預先做好安排以備不時之需，當挑戰來臨時，你才能自其中創造機會，而非成為受害者。

為何這樣的生活方式更符合道德準則？因為當你的生活在毫無準備下崩解時，你的問題將無可避免成為他人的困擾。舉例來說，如果有個瑜伽老師一直拖延，不為自己購買健康保險，直到某一天，他被診斷罹患嚴重的疾病，需要進行重大手術。為了協助他支付醫藥帳單，社群必須集結起來安排慈善課程，為他籌措醫藥基金。又或者某人一直推延，不更換雪地防滑輪胎，結果卡在雪地裡動彈不得，擋住整個家庭的出入車道。他不僅因無法前去上班而造成同事困擾，也影響同居的其他四個家庭成員，導致他們無法開始一天的行程！諸如此類的例子不勝枚舉。

我們還可以想想這一點：如果持戒與精進是瑜伽師資培訓課綱的一部分，為何我們仍看見許多老師違反道德準則，缺乏為人師者的責任感？

根本原因在於，如果道德準則僅適用於「業」的世界，而瑜伽練習者企圖脫離業力世界的掌控，那他們就能輕易將違反道德準則的行為，歸因於追尋「更高階狀態」的結果。換成白話的說法，他們認為只要是上師，就可以超越道德準則的規範。

如果一位老師以從事靈性追尋作為違反道德準則或未盡職責的理由，其實是種「靈性逃避」（spiritual bypassing）的行為。

專業且合乎道德的現代瑜伽老師，應該是「恰如其分」的，即梵文中的*auchitya*，意思是「合宜」、「相稱」。他們展現出高度覺察，並對身處的世界有深切了解。總的來說，這些老師擁有以下特質：

- 了解社會契約（持戒和精進）的內容，並清楚自己並不能免於規範。
- 在生活中正常運作，並維持穩定。如何做到的呢？擁抱無常，而非成為無常的受害者。
- 能接納看似相互矛盾的因果關係（業）及無常（里拉）同時存在。
- 有條不紊地行動。

隨著在自身領域愈來愈具影響力，你將獲得更多的特權，也因此，你必須為自己的行為負起更多責任。最好的領導者會在自己身邊安排制衡機制——例如設立委員會等單位，於決策時提供建言，或當自己固執己見時點出盲點。這些領導者能虛心接受反饋，也能坦然向其他人尋求指導。

花一點時間審視你的生活，想想如何提升生活的穩定性，並建立屬於你的制衡機制。一些點子像是：雇用治療師、為教室找個管理者、向導師或能真誠提供建言的朋友尋求協助、找一位你能隨時求助的律師、組織一個商業團隊、為你的小孩找教父或教母、設立退休和應急基金、購買人壽保險、小心保養以讓汽車維持最佳狀態、尋求家人的支持與協助、列出一張你能請託的寵物保姆名單、為你和家人打造一組健康專業團隊。

關於個人魅力

楷模型的老師雖然為人謙遜，卻有著強大的存在感。有些人將這樣的狀態稱之為魅力（charisma）。雖然魅力聽起來是種與生俱來的特質，但每個人的內在都有其閃耀之處。只要移除遮蔽光亮的阻礙，便能展現內在的光。

瑪莎．貝克（Martha Beck）寫過一篇很精采的文章，說她相信每個人（連舞會中沒有舞伴的壁花也不例外）身上都有與生俱來、難以言說的因子——姑且稱為「它」（It）。她舉了名犬烏諾（Uno）的例子來說明，烏諾在二〇〇八年贏得著名的威斯敏斯特狗狗展（Westminster Kennel Club Dog Show）表演冠軍，這是該獎項頭一次由米格魯種贏得。（文章請見：www.oprah.com/spirit/Charisma-and-Self-Confidence-Martha-Becks-Strategy）貝克在文章中指出，儘管烏諾是隻米格魯犬，通常被認為不如其他特殊品種有趣，但烏諾風靡了全場，並贏得觀眾起立的滿堂喝采。她描述了烏諾如何吸引周遭人的目光，那散發充分自信，把玩環圈，而輕鬆保持優雅的姿態。

有許多簡單的方式可以展現你與生俱來的魅力，包括眼神接觸，姿勢挺直，以稍快的語速說話，對話時模仿對方的肢體語言等等。然而，魅力通常來自於將注意力放在他人身上的同時，「保有」自己的空間。人們總是關注正在關注他們的人！

展現魅力並不等於虛偽。也並非企圖迷惑他人，或獲得他人的崇拜。相反地，唯有當老師真切渴望精進自己的教學能力，發自內心想幫助學生時，魅力才會自然散發。這是一種創造連結的方式。

無法成為楷模的老師

無法成為楷模的老師或許也很有才華，且具有許多足以擔當好榜樣的條件。但由於自我設限，阻礙了自己的發展。他可能不夠信任自己，陷入自我懷疑，或經常出現負面的自我對話。

不幸的是，並非所有的瑜伽老師在為學生提供服務與價值時，都已做好充分準備。有些時候，老師過於努力營造好形象，最終反而顯得虛偽。有些老師為了維護自身瑜伽士形象，在教室裡戴上虛假的面具行事，一旦出了教室，言行舉止便截然不同。這類老師還有另一種侷限，是他們會疏於傾聽、疏於理解學生。

成功型的老師

每個人對「成功」的定義不盡相同。為了符合本書的主旨，我所定義的成功型老師有著穩定健全的收入，教他所樂於教導的學生，私人課程的排程能依照自己的想法，團體課的出席率也都很高。一位成功型老師也可能在他的社群中廣為人知，受人尊敬。

我認為成功源自於兩種不同類別的個人特質：一種是需要深度反思的內在面向，另一種則是外在特質。

成功型老師的內在面向

成功的內在面向來自於有意識地思考：「對我來說，什麼叫做成功。」某個老師對成功的定義，可能與其他老師、甚至整個瑜伽圈所認為的成功截然不同。

瑜伽老師對於「成功」的考量，包括需要及想要多少收入，有多少學生，想教什麼樣的學生。他清楚自己的核心價值，也知道自己為何在意這些核心價值的背後原因。透過思考這些問題，能幫助他清晰明確地闡述自己的使命宣言（我們會在頁七十二到頁七十三談到）。除了了解自己所期許的是哪種樣貌的成功，你還必須為此採取行動並進而培養成習慣，才能讓願景成真。整體來說，成功需要目標、願景及紀律。

對自己誠實

隨著瑜伽日漸普及，各種時尚潮流也應運而生。例如：熱流瑜伽（hot flow）、夜光瑜伽（glow-in-the-dark yoga）、瑜伽課搭配主題音樂或DJ放歌等等。瑜伽與不同領域的混搭活動屢見不鮮，例如瑜伽與品酒、瑜伽與巧克力，甚至瑜伽與鋼管舞！面對不斷變動的潮流，一旦你清楚明白自己的價值觀與目標，便能自在地選擇在教學中加入這些新穎元素，或者專業優雅地堅持傳統的教學方式——而不會因潮流變動而備感威脅，或因而譴責或嘲弄選擇這麼做的人。

成功型老師的外在特質

有些特質有助於我們邁向成功，我稱之為「外在特質」，因為這些特質無需透過深入探究自己才能獲得，而是與生俱來，又或者是在過去的人生階段所獲得。某些特質帶有神祕的色彩，例如有些老師的人格特質似乎能在教室中創造出一種氛圍，讓學生想再回來上課。

- **美貌：**如果一位老師擁有引人注目，或符合社會標準的「好看」長相，又或者他曾當過模特兒或演員，知道如何有效展現自己，他可能有更大的機會獲得成功。當然，我們希望這樣的老師同時具備良好的教學能力，也能樹立榜樣。遺憾的是，世界上大多數的人都會選擇養眼的外型，而非能力與品格。

• **人脈**：擁有良好專業人脈的老師，在職涯起步時自然佔有優勢。

• **時機**：在對的時機出現在對的地點。正如前面所提，在瑜伽風潮即將席捲美國之際，我正好成為瑜伽老師。乘著這波浪潮，讓我成功開啟職涯，佔得一席之地。對此我感到非常幸運。

• **財務安全**：你或許遇過某些老師，他們善於理財，或者銀行裡已有一筆積蓄。有時這些人之所以在教學上得以成功，僅因他們無須擔憂財務狀況，有更多機會參加培訓課程，添置服裝，並接觸各種有助於職涯發展的資源。

• **先天的身體條件**：IG（Instagram）平台上有無數天生軟骨的瑜伽練習美照——通常是前體操選手、雜技演員，運動員、或武術家等等——他們因其傲人的身體能力而擁有廣大的社群粉絲。不論他們異於常人的柔軟度和力量是與生俱來，或是後天努力的成果，當學生看到這種需極高柔軟度的進階體法位練習時都是一種鼓舞，也增加這些老師成功的機會。

• **性別**：雖然這聽起來有點酸，但在一個主要以女性學生為主的市場中，男性瑜伽老師是有點優勢的。儘管也有成千上萬個女老師既成功也很受歡迎，但有時候教室裡男老師的課之所以更熱門，僅因他們是種新奇的存在。

- **時尚感**：鮮明清晰的個人風格或時尚品味可以是一種優勢，強化老師最吸引人的特色，讓他在人群中脫穎而出。
- **行銷敏銳度**：雖然行銷與社群網路操作技巧是可以被培養學習的，但有些人就是特別熟悉科技工具，也天性愛好行銷推廣。對這些人來說，使用社群媒體相當容易上手。當然，有許多成功的瑜伽行者迴避使用科技，寧可透過面對面的人際關係建立他們的教學事業。然而不可否認的是，那些善於運用社群媒體行銷的瑜伽人由於建立了龐大的粉絲群，使得他們的課堂很容易額滿，獲得商品代言的機會，甚至有廠商付費合作，以求曝光。（實際上，有些瑜伽人透過社群媒體所獲得的酬勞，比他們教學的收入還多！）
- **引人注目的背景**：有些瑜伽老師身上有著「倖存者故事」，也就是曾有過悲慘艱困的人生經歷，並從煎熬中走出來，這些經歷能讓人產生連結。學生在自身遇到挑戰時，通常會向有類似經歷的老師尋求幫助。我不希望任何人遭遇悲慘的經歷，但是做為老師，若願意分享從那些經驗中習得的人生智慧，會吸引到磁場相近的學生。
- **瑜伽系譜**：有些學生會費心尋找曾直接師事於傳奇大師（如：艾揚格〔B.K.S.

Iyengar〕、帕達比．喬艾斯〔Pattabhi Jois〕）或大師門徒的瑜伽老師。與享負盛名的老師有所連結可以增加你的能見度，因此，參與他們的培訓，或成為他們的學生，不僅能讓你個人學習獲益良多，對之後的職涯發展也可能很有幫助。

找出可以改善的部分

在釐清善於教學型、楷模型及成功型老師三種定義的過程中，你可能也已經清楚自己在三種面向的狀態，以及比他人佔優勢的部分。我希望你進一步思考，在練習與教學上想做些什麼改變？你想追求的是什麼樣的職涯和目標呢？想讓自己進步，最簡單的方式是自上述所列舉的特質中，針對你能加強的部分採取行動，彌補目前的不足

舉例來說，如果想讓自己的教學技巧更為嫻熟，參加不同老師的培訓，或參與進階課程，對你是否有幫助呢？你是否能錄下自己的課堂教學過程，檢視教學方式，並從中尋找改進教學的方法？

如果想成為楷模型老師，你是否能對學生更加誠實，坦承自己偶爾也頗享受來杯紅酒？或是能否在社群方面投入更多心力經營，像是課後邀請學生同聚，鼓勵對話交流？

為了踏上成功之道，我們得往下繼續前進，透過更詳細的衡量分析來找出自己的核心價值。核心價值會是你使命宣言的基石，也能幫助你釐清自己的職涯目標，作出合適選擇。

發現你的核心價值

成功的公司會依循一套清晰的核心價值來決定公司走向，瑜伽老師當然也能這麼做！核心價值是驅使我們採取行動的基礎信念或原則。它是我們的動力來源，也賦予我們該如何前行的靈感。為了清楚界定你的核心價值，你必須以近乎無情的誠實態度，探索在你生命中，真正重要的事物究竟是什麼。

清楚自己的核心價值有助於定義你自己是誰——不論是就個人層面，或教學專業層面。不論你是否有意識到，核心價值都會影響你在生活各個方面所做的決策。如果你依循自己的核心價值過生活，就無須逼迫自己打起精神，或花太多時間在猶豫不決上。你的核心價值自然會督促你，為你指引方向。奉守你的核心價值還有助於以下：

・教學更具熱誠
・更真誠可信
・找到觀念契合的學生、同事及夥伴
・清楚知道未來方向，讓你在做職涯決策時有明確的策略
・專注於生命和職涯中最重要的事

找出自己的核心價值是什麼是相對容易的，但想在生活中落實，需要真正的勇氣。先不談別的，這表示你得拒絕某些不符合你核心價值的機會。舉例來說，如果你不認同某間瑜伽教室的理念，奉守核心價值，意味著你必須回絕他們所提供的工作機會——以及潛在收入。

奉守核心價值，也能讓你在遭受批評時有充分的抗壓性。有些人會認同並分享你的價值觀，但也有些人對此毫無共鳴。如果你的價值觀明顯踩到許多人的地雷，你或許需重新思考自己的論點及表述方式。然而，即便你的價值觀有憑有據，發自內心（而非受他人影響），你也言行一致地實踐著，仍然很可能遭逢與你意見分歧的狀況。但我發現引起一些爭議不見得是件壞事。舉個例子，為了呼應曾經爆紅的影片《女孩們的鬼話》

（*Shit Girls Say*），我們「九十猴」團隊拍攝了另一支影片，並將主題改為「不專業瑜伽老師的鬼話」（*Shit Unprofessional Yoga Teachers Say*）。這確實引發了些爭議，但這支影片獲得近十萬次瀏覽數，也為我們的網站帶來很大的流量。

如果你能展現勇氣，奉行核心價值而活將讓你成為一位與眾不同的領導者和老師。你的勇敢會為你的瑜伽事業帶來充沛的能量和熱情。

常見的核心價值

以下範例來自於我們畢業生所提供的核心價值：

責任感 Responsibility	有影響力 Having an impact
領導力 Leadership	令人振奮 Uplifting
尊重 Respect	服務 Service
社群 Community	設計感 Design sense
正直 Integrity	巧妙地處理問題 Ingenuity
慷慨 Generosity	設立標準 Setting standards
空間 Space	滋養 Nurturing

創造力 Creativity　　支持 Support
優雅 Grace　　探索 Quest
尊嚴 Dignity　　卓越 Excellence
教育他人 Educating others　　精通 Mastery
有趣 Having fun

有許多方法能幫助你列出屬於你的核心價值清單，我們的目標是先找出五個。你可以和身邊最親近的人聊聊，他們應該非常了解你，你也相信他們會誠實以待。拋出幾個詞，聽聽他們的想法與回饋。例如，你可能將真誠與慷慨列為你的核心價值，而他們會讓你知道自己的行為是否真的符合這些價值觀，有沒有「言行一致」。

你也可以逆向操作，從你既有的行為來推斷哪些是你重視的價值——而非先列舉出清單，才回頭檢視自己的行為是否符合原本的想像。回想兩、三個你這陣子做過的選擇或決定，檢視你最終採取的行動，想想行動背後所揭露出的價值觀是什麼。比方說，你可能因為考慮到配偶的工作、小孩的教育，及年邁的雙親，而放棄一個必須舉家遷移的升遷機會。這項抉擇顯現出的價值觀是什麼？又或者相反，你選擇接受那份工作，這份決定的背後又反映出哪些價值觀？

另一個我覺得很有用的練習，是我在兩位成功的人生教練吉姆．邦區（Jim Bunch）和傑克．坎菲爾（Jack Canfield）的研討會上學到的。向你信任的朋友或導師描述下列情境，請他們快速記下你敘說親身故事時所使用的關鍵字。說故事時別想太多，每個故事要說將近兩分鐘才停。

1. 仔細回想一段生命中的美好時光，每件事都非常順利。當你想起這段時期，你會說：「這是我生命中最棒的時候了！」

2. 仔細回想你生命中最挫敗、諸事不順的時期。

請你的朋友計算，在你談這兩個故事的過程中，有哪些詞彙或觀念重複出現。在第二個練習中，你所用到的詞彙可能是負面的，這些詞彙也許與你的價值觀相左。例如，如果你反復提到「我感到很孤單，沒有朋友。」這可能反映出你的核心價值之一是社群與友情。你最常使用的字眼必然反映著你的核心價值。

你也可以經由自我反芻後寫下自己的想法，或參考別人的答案來找到自己的核心價值。例如班傑明・富蘭克林（Benjamin Franklin）在他的《自傳》（*Autobiography*）中，列出了十三項自己立志遵循的美德。你可以在「十三項美德」網站（ThirteenVirtues.com）上讀到全文。

清楚你為何而教

所謂的使命宣言是一段言簡意賅的陳述，只需用一到兩句話簡單說明你的事業性質和目的。在你動手寫下使命宣言之前，我鼓勵你先深入思考自己為什麼要教瑜伽。（你可以先快速寫下目前心中的答案，等回答過以下問題再寫一次，或許會有有趣的發現。）

在我寫下作為瑜伽老師的使命宣言後，才意識到每當自己缺乏靈感，不知道要教什麼，只要回想起從事教學的初衷，就能立即構思出接下來課程練習的重點，或是想分享的主題。我會變得充滿活力，迫不及待地看誰會在教室，而且更加渴望激勵學生透過體式展現出他們真實的樣貌。

想釐清自己為何而教？可以自問下列問題：

- 你的瑜伽事業為何存在？
- 你的瑜伽事業如何帶給他人益處？
- 如果你不教瑜伽，這個世界會錯失什麼？
- 你天生擅長什麼事？
- 你的獨特才能是什麼？
- 你覺得自己出生到地球上是為了成就什麼？
- 你個人熱愛瑜伽教學的理由是什麼？

來自我們培訓師資的一些答案：

- 如果你不教瑜伽，這個世界會錯失什麼？

善良 Kindness　可能性 Possibility
社群 Community　自我連結 Self-connection
愛自己 Self-love　樂趣 Fun
賦權 Empowerment　玩心 Playfulness

啟迪人心 Inspiration

自我接納 Self-acceptance

反省 Reflection

療癒 Healing

一種重新和身體及直覺接軌的方式 A way to tune back in to the body and intuition

一個樂於接納自己的機會 An opportunity to be happy about who we are

・你的獨特才能是什麼？

幽默 Humor

凝聚眾人的向心力 Bringing people together

建立社群 Building community

溝通 Communicating

善用主題和隱喻（並與「瑜伽墊外」的世界連結）Using themes and metaphors (taking it“off the mat”)

功能解剖學 Functional anatomy

提醒他人，他們也能展現內在的光 Reminding others that they can shine

・你個人熱愛瑜伽教學的理由是什麼？

服務 Seva (service)

分享我的天賦 Sharing my gifts

讓大家微笑 Getting people to smile

瑜伽改變了我的生命，讓人生更美好，我想跟大家分享這個轉變 Yoga changed my life for the better, and I want to share that change

我想讓其他人獲得啟發 I want to inspire people

讓世界變得更美好 To make the world a better place

瑜伽帶給我寧靜，我想把這份寧靜帶給其他人 Yoga gave me peace and I want to give that to others

看到別人回歸本我，讓我感到非常振奮 I get high from seeing people come back to themselves.

有些人覺得列出自己的才能很困難，特別是某些瑜伽教誨告訴我們要保持謙遜，抑制小我（ego）。然而不去分享你的天賦，對社群而言是很大的損失。你必須先認知到自己有哪些天賦，並給予應有的重視，才能明白你擁有極其珍貴的部分得以與他人分享。

當你記住自己的力量來自於「至上」時，你和小我之間的關係就會是健康的。（相對的，如果你將自己擁有的技能和才華都歸功於自己，那麼，是的，你的小我可能會是一個問題。）你愈了解自己與生俱來的天賦，並樂於與他人分享，就能愈快為這個世界帶來改變！

你的使命宣言

是時候將你反思與分析的結果寫成簡潔的使命宣言了。你並不需要依循傳統商業企畫書的格式。（然而，一份正式的商業企畫書有助於穩固你的計畫和事業。如果你正在為教學事業申請貸款或尋求財務支持，很可能會需要一份正式的企畫書。）我更傾向將使命宣言視為一種協助我們奠定教學目標的方式。由於我們清楚自己想做什麼，因此如果被問及這類問題，我們也能很清楚地向他人解釋自己的使命。

一份使命宣言應該長什麼樣子？其內容要能傳達你是什麼樣的人、做些什麼事、認同的核心價值，以及你為何想這麼做。使命宣言還應該指出你所服務的對象，及你能為他們帶來哪些益處。你的使命宣言應該要解釋你的教學事業存在的原因。

思考一下目前確認過的元素——包括你的教學優勢及有潛力改善的部分、你的核心價值，和從事教學的緣由——把這些牢記在心，寫下你的使命宣言。想像這個世界因你的教學而出現轉變，透過你的熱情與天賦而獲得益處。盡情享受這個過程！給予自己充分的時間，琢磨你的使命宣言，然後邀請你的朋友和在你生命中具有影響力的人，聽聽他們對此有什麼想法。

以下是我最新版本的使命宣言：

我的使命是透過激發他人各方面的潛能（個人上、專業上、情緒上及靈性上），經驗與生命各個面向的連結。透過寫作、藝術及動作上的練習，我協助他人變得更加充滿意識、醒覺，並活在當下——由此他們能以更完整且永續的姿態在這片土地上生活，並勇敢追尋值得探險的美好時光！

如果你剛開始從事教學，這可能是你初次嘗試整理自己的使命宣言。如果你是資深老師，你可能會想微調之前寫下的內容。無論如何，每隔幾年便回頭重新檢視自己的使命宣言，會是個好主意，因為你的生命一直不斷在成長與改變。

釐清你心目中的理想學生以及他們的需求

上述練習的目的是為了協助我們釐清自己是什麼樣的老師，哪些事情對我們來說是重要的，以及希望透過教學獲得什麼。但成功的教學——以及成功的事業——來自雙向的互動，我們也需要了解同時尊重學生的期待、能力和個人狀態，並透過有助於他們達成目標的方式來進行教學。以商業術語來說，我們需要找出自己的目標族群。世界上有這麼多的瑜伽學生，我們可以選擇最喜歡教授的學生類型，並據此調整商業模式來吸引他們。

就實際層面來看，我們想知道學生到底要的是什麼？如果你的教學對象是具有明確特徵的族群——例如孕婦、背痛患者，或癌症倖存者——這個問題的答案顯而易見。相反的，面對成員比較具多樣性的團體時，例如高級SPA中心或當地YMCA的學生，我們就得有心理準備，學生之間有著程度不一的身體條件與形形色色的期待。

我發現一般而言，學生們對於瑜伽課的期待沒那麼明確。初學者想要體驗傳聞中關於身體、心理、情緒等方面的益處，而經驗較豐富的學生，則通常想獲得更多他們曾自瑜伽練習中所得到的好處。

身為老師，我們必須在自認為最有益於學生的東西（有部分學生甚至連想都沒想過）和滿足學生的期待之間取得平衡。

該如何找到平衡點呢？首要的關鍵，是傾聽——我們創造一個鼓勵對話的環境，最好的時機是在上課前或下課後。以下是和學生交流的一些方式：

- 在課堂開始前，除了詢問學生對瑜伽的熟悉程度之外，也花一些時間了解是否有特殊顧慮。
- 請身體有受限、受傷或其他特殊需求的學生舉手讓你知道，這樣你才能在課前與他們交談，並於課堂進行時和課後確認他們的狀況。
- 發問卷給每位初次上課的新學生，詢問他們希望從瑜伽中獲得什麼。如果有受傷或身體限制，也請他們一併列出。

在一堂有二十名學生的課堂中，針對一兩位有特殊狀況的學生量身打造課程內容並不是合理的期待。但如果你能在混合不同程度學生的課堂上保持開放的態度，那麼那些有特殊需求的學生會很樂意跟你討論。明確地向學生表達歡迎提問，並鼓勵學生當疼痛出現時要立即反應，如此你才能在第一時間協助學生調整練習。

在我們的師資培訓工作坊中，我們要求參與學員列出他們認為一般學生想從瑜伽課得到什麼。以下是來自世界各地的瑜伽老師的不同答案：

仁慈 Kindness

挑戰 Challenge

良好的自我感覺 To feel good about themselves

在身體和情緒上感覺更好 To feel better physically and emotionally

放鬆 Relaxation

健身 Fitness

增加柔軟度 Flexibility

與社群連結 Connection to community

感到被支持 To feel supported

動動身體 To move

安全感 To feel safe

改善生活 To improve lives

休息時間 Time out to relax

和自我有更好的連結 Better connection to self

認識志同道合的人 To meet like-minded people

紓壓 Stress relief

屬於自己的時間 Time for themselves

恢復活力 To restore energy

根據《瑜伽雜誌》的〈美國瑜伽現況〉研究，受訪者認為以下是開啟及持續瑜伽練習的五大原因：

1. 增加柔軟度 Flexibility
2. 緩解／減少壓力 Stress relief/ reduction
3. 一般性健身／訓練 General fitness/ conditioning
4. 改善整體健康 Improvement of overall health

5. 增強體適能 Physical fitness

探索你身為老師的使命，發掘你的核心價值，確立你的理想學生類型與他們的需求——這些方法可以為你拼湊出一張地圖，指引你走向瑜伽老師的成功之路。

第二部

經營瑜伽事業

第三章　瑜伽事業入門

在上一章中，我們提到邁向成功的第一步，是定義「你想要的是什麼」。下一步，則是找出達成目標的方法。這一章的內容包括瑜伽老師經營上的實務面向，例如：了解各種事業路線，並作出合適的選擇、建立學生客群、留住學生、行銷自己的天賦與才能。如果你已從事全職教學一段時間，可能會對接下來的部分內容相當熟悉，你可以藉此機會重新思考，或是略過此一部分，繼續往下閱讀。

依據不同的教學時期、對瑜伽的認識深度、對教學的承諾程度，以及對商業經營的掌握能力，瑜伽老師的收入來源可以有許多種可能性。舉例來說，籌畫一趟瑜伽僻靜之旅所需要的，不僅是行程規畫及授課能力，還包括行銷宣傳、交通住宿及餐點訂定安排，還有會計和行政庶務等等工作。私人課的運作建立在人際關係之上，相較而言，研習課的關鍵則在於課程的內容。瑜伽教學事業往往需要身兼多職，好比同時拋接許多球、在不同溪流中游泳、視情況穿戴不同帽子——挑個你喜歡的譬喻吧。

我可以快速列舉出十一種事業路線：

1. 初學者系列課程
2. 特殊族群專班
3. 團體課
4. 私人課
5. 研習課
6. 師資培訓
7. 瑜伽僻靜營
8. 瑜伽大會及瑜伽節
9. 產品銷售
10. 合夥與代言
11. 在工作場所、學校、或繼續教育場合教課

讓我們進一步認識不同事業路線的特性。

初學者系列課程

你如何看待自己的瑜伽啟蒙老師呢？每當我向瑜伽老師們拋出這個問題，大部分得到的回覆顯示，人們生命中遇到的第一位瑜伽老師，往往也是他們認為最棒的老師！啟蒙老師對他們用心指導，將他們珍視的事物付予他們，是他們心目中的模範！啟蒙老師引領他們入門，使他們從此離不開瑜伽練習。作為學生第一位接觸的瑜伽老師是種恩典——也是種責任。因為初次接觸瑜伽時若留下不好的經驗，可能會讓學生就此與瑜伽分道揚鑣。

從教學者的角度來看，帶領初學者經驗到瑜伽的美好是件非常有意義的事。就事業經營的觀點而言，瑜伽初學者是相當珍貴的族群，如果你尚未觸及初學者族群，你等於錯失了極佳的好機會。已經在從事瑜伽練習的學生，通常也已經有固定跟隨的老師。有許多瑜伽老師計畫授課的對象其實是同一群學生，彼此之間可能會出現不必要的競爭。規律定期地開設初學者系列課程，是避免這種競爭的好對策。初學者系列課程可根據學生的需求，每個月、每季，或每半年開設一次。每一期課程長度約四到八週。

新生練習禮儀指南

在我們的網站90Monkey.com上，提供了一份完整的新生練習禮儀指南，置於頁面最上方。只要在線上訂閱我們的電子報，這份指南便會寄到你的電子信箱。

在我所居住的科羅拉多州波德郡，練瑜伽的人口比例很高，也有許多的瑜伽教學者。我聽過許多老師抱怨瑜伽老師過多，而學生匱乏。但即便在波德郡這種已經有許多人練瑜伽的地方，**仍有更多人（還）沒開始練瑜伽**。有許多人對瑜伽感到好奇，他們身邊或許已有朋友正在練習。也有愈來愈多的醫生將瑜伽推薦給病患，以減緩疼痛及壓力。運動員聽說瑜伽對他們的肌肉有幫助，而老年人知道瑜伽有助於維持他們的活動度。自這些族群招收新學生，能減少與其他老師之間的摩擦。也由於你成為這批學生的第一位老師，有助於你與學生之間建立特殊的連結。像這類學生很可能會跟著你練習好一段時間：新生在初學者系列課程結束後，再進一步參與團體課、私人課、研習課，以及你所開設的其他課程。

不論是教授初學者系列課程，或者其他類型專班，預先收款有個現實面上的好處，即你能夠在確認已有一定程度收入的前提下，為接下來的期間做後續規畫，還能提前安排好自己的行程。

如果想自這種事業路線獲得最大利益，就得規律地開設課程。此外，開設一般基礎課或是混合程度的課程也是必要的，以確保初學者自系列課程結業後有合適的課程可以銜接，讓練習得以延續！

特殊族群專班

不論你是獨立跑課的瑜伽老師，還是瑜伽教室老闆／管理者，另一個開發既有學生，或觸及尚未規律練習瑜伽族群者的方式，是提供針對特定族群需求所設計的專班課程。例如：下背痛瑜伽、自行車手瑜伽、產前瑜伽、男性瑜伽，或是跑者瑜伽。

善用你的優勢

為了找出既有趣、也適合你教授的主題，你可以來一點腦力激盪：先列出自己的強項與興趣，然後再對照可能開設的主題內容。例如，如果你本來就樂於幫助身上有損傷的族群，你可以開設「下背痛瑜伽」或「肩頸瑜伽」這樣的課程。

又或者你在某項運動上是天賦異稟的運動員，那麼，你可以開設「跑者瑜伽」這類專班，透過瑜伽練習，協助這個領域的成員活動起來更加自由。

團體課

團體課是瑜伽老師最常見的收入來源。教授團體課最有價值的地方，或許是一群人一同練習一段時間後，所建立起來的社群感。如果是受僱在教室教課，可能是領固定課費，或是「按人頭」計算。有些教室會合併上述兩種方式給予課費。

依人數計費的方式，會讓瑜伽老師有更多動機來行銷自己的課程，教室與老師得一同合作招募學生。而固定課費的方式則將行銷的擔子完全交由教室承擔。如果雙方能一同招生會是雙贏的局面。

固定課費的好處是，不論有多少學生參與你的課程，你都會有穩定的收入。但缺點是，費用通常不會太高。雖然領取固定課費不會為你帶來許多收入，但可以將此作為建立固定學生班底的方式，並進而將學生導入研習課、專班或瑜伽僻靜營。老生常談的建議包括：給予學生具挑戰但又安全的練習內容，穩定地出席，別太常請人代課！

私人課

私人課的課費很高，僅次於師資培訓。雖然對教學者而言，私人課的負擔也可能會多一些，特別是如果你得到府授課，但每週四到七堂的私人課可以為你帶來穩定且不錯的週收入。你說不定會想為每週教授的私人課堂數訂下一個目標。但教授私人課時與學生的親密程度，對某些老師來說可能過於強烈，因此，你也可以選擇不提供私人課。

如果想建立這種事業路線，你需要用筆記本或檔案夾來追蹤學生的進展，持續向學生分享新知，並時時保持清楚的界線。別害怕邀請學生來跟你上私人課！

研習課

研習課通常開在週末，或連續幾個週間晚上。主題可以針對上述所提到的特定族群，例如：孕婦、運動員、孩童、癌症倖存者、男性、打高爾夫球的人。除了一般常見的主題外，如果是針對利基市場，教學主題幾乎有無窮的可能性。

為了打造這種事業路線，可以針對規律來上課的學生進行調查，了解他們在瑜伽領域想再多學哪些部分。留意學生對你常態課程的回應：他們喜歡教學的哪個部分，或是哪些體式需要進一步加強？這些線索能激發教學靈感，幫我們找出吸引人的研習主題。等到開設研習課的時機成熟，學生們就會對你想分享的內容趨之若鶩。

師資培訓

如果你有能力傳授隱藏在課程背後的「科學原理」，師資培訓是你從事教學一段時期後，自然而然會走上的方向。師資培訓有兩種取向：培養新手老師，及針對線上瑜伽老師提升教學技能。

並非每個人都會走上培訓師資這條路；事實上，有許多既資深又受歡迎的老師鮮少（甚至從未）進行師資培訓，這並非他們的專長。如果你適合從事師資培訓，你會知道的：你會感到有股自然的趨力，促使你幫助他人提升能力；你也可能受邀參與別人的師資培訓，作為授課團隊的一份子。被邀請通常是種好跡象，代表其他人肯定你的能力，並希望你能分享給他人。

師資培訓是種收入頗豐的商業模式，因為培養一門專業所收取的學費應當比團體課或研習課來得更高。學費之所以更高，是因為對參與培訓的學生來說，這是一種投資，同時師資培訓也提供了學生打開職涯大門的認證。當你在職涯上累積的知識與能力已達到足以教授其他老師的程度，你的專業也應當值得更高的報酬。

師資培訓有兩種商業模式。第一，你可以獨立運作，掌管自己的師資培訓課程。在這種模式下，收入扣除支出之後，所有的收益都歸於你。

另一種模式是，你配合某間教室或某個機構，作為師資培訓課程的成員之一。這種模式在新老師身上更為常見。如果是這種情形，你在課程行銷的部分參與程度會較少。你的報酬有幾種算法，第一種，依據你的鐘點費計算，通常會是私人課費用的兩倍。第二種，則依預計收入及報名學生人數拆帳計算。如果是第三方教室所主辦的師資培訓課程，常見的協議是將淨利六四分帳或七三分帳，老師收取較高的成數。如果你僅教授師資培訓課程的一部分，你可以要求收取與授課時數等比例的報酬。舉例來說，如果你負責一百八十小時師資培訓中的五個小時，佔總授課時數的百分之二點七（五除以一百八十）。那麼你可以將淨利乘上百分之二點七，再與教室七三分帳。

如果想在師資培訓這條路上耕耘，你要先傾聽自己的直覺，確認「師資培訓」這條路是否適合自己。如果是，就做好準備，同時給予學生合理的期待。相較於其他課程，學生在師資培訓上的投資極高，與其因過度承諾遠超出你能力範圍的各種好處，導致他們感到失望，倒不如一開始作出比較「低」的承諾，然後讓他們感到收穫遠超出原本的期待。

瑜伽僻靜營

瑜伽僻靜是經營社群極佳的方式，你可以帶著學生遠離塵囂，來到具異國情調的地點，進行深度練習。在僻靜的行前、進行中，及結束之後有著極大的工作量——但是如果時間運用得當，自己也能待在一個美麗的地點，順便度個假！由於籌備過程需要投入時間，加上租借設備的費用支出，規畫一個瑜伽僻靜營未必總是有利可圖。但如果有許多學生想跟你一起旅行，則有機會帶來相當不錯的收入。當你的學生在僻靜之旅留下美好的經驗，他們更可能成為你的長期客戶。因此雖然舉辦瑜伽僻靜營需要投入許多，但對於你經營社群及職涯發展來說，是項明智的投資。

想來場好的僻靜營，可以考慮聘請助手，協助你管理行政庶務，並確保每位學生都受到妥善照顧。就跟師資培訓一樣，對於參與者來說，瑜伽僻靜營是高價位的消費，應給予學生合理的期待。

瑜伽大會及瑜伽節

在瑜伽大會及瑜伽節這類活動上授課，有助於提升能見度，並吸引潛在的新學生。然而，想在這樣的活動上受邀授課，你需要建立相當良好的名聲，並有忠實的學生客群。如之前所述，如果將準備時間、旅行成本以及授課時間納入考量，財務上的報酬可能並不高。

如果你真的很想建立這樣的事業路線，與活動主辦單位的往來須即時，並承擔行銷任務。即時回覆電子郵件，同時提供研習課的介紹會相當有幫助。毫無回應的瑜伽老師不會獲得下一次的受邀機會。

產品銷售

瑜伽產品的市場相當巨大，包含指導教材、輔具、服飾、包包，以及其他配件等等。你可以自創商品，或是販售別人的產品（不論是透過網購或面售）來獲取利潤。然而，在課堂上銷售產品是個敏感議題，畢竟學生已為你的教學付出學費，也可能對於推銷行為接受度不高。更進一步來說，對學生施加購買產品的壓力，可能濫用了師生關係。至於你自己是否對於在課堂內外販售東西感到自在，則取決於你對瑜伽與消費主義的想法。我個人的觀點是，瑜伽無法掩蓋我們身為消費者的事實，就好比當我們打坐冥想時，無法阻絕外界噪音的出現。因此，如果你對於透過銷售酷炫的產品來幫助學生練習感到樂在其中，想經營這個事業路線，那就做吧——但手段高雅、巧妙一些。選擇你能自在為其背書的產品，並與能永續製造瑜伽產品的供應商合作。

合夥與代言

販售瑜伽的服飾、輔具及配件的競爭品牌在市場上已有許多，如同一些大型服裝與運動用品廠商會提供運動員贊助，許多瑜伽品牌也仰賴瑜伽老師來幫忙推廣產品。如果你曾因穿著打扮，或刻意向他人展現某件輔具，而導致學生或同事向你詢問：「這東西在哪裡購買？」那麼你其實已經在免費為品牌代言了。透過模特兒展示產品，向來是種有效的行銷方式。

許多廠商會接觸在社群裡備受推崇的瑜伽老師，邀請他們擔當「品牌大使」。廠商通常會要求老師穿著或展示他們的商品，並提供免費的產品作為交換。廠商也希望老師能在自己的部落格或社群媒體貼文中，不斷提及自家品牌的名字。這種關係通常並不具有排他性，你仍然可以穿著或使用其他品牌的產品。然而，如果你具有龐大的社群媒體追蹤人數及影響力，或許可以與品牌廠商洽談獨家促銷協議：你同意在課堂上及公開場合中僅使用他們的產品，而廠商給你代言費用。

如果你想開發這種事業路線，關鍵在保持耐心，等待機會出現。你可能得將自己打造為這個領域的意見領袖，意思是你得寫文章，更新部落格，並在臉書（Facebook），ＩＧ及推特（Twitter）等平台上建立穩固的追蹤者。

在工作場所及學校教課

在工作場所教課，或者俗稱「公司課」，可能令人感到相當滿足。因為你可以為公司員工帶來的改變相當巨大，包括感到舒適，變得更健康，以及更具生產力。對於整日窩在電腦前，面對永無止盡的「最後期限」的員工來說，你的存在宛如一股清新的空氣！諸如「電腦頸」、下背痛、圓肩等問題正折騰著無數的工作者，你可以教他們各種體式以平衡久坐帶來的影響。你也可以教他們呼吸、冥想和其他正念技巧，協助他們提升覺察與生產力。

如果你想教公司課，有兩種主要途徑。第一種，是透過你所處地區的健康代理人，他的工作有點像仲介，負責在公司與健康專業人士、健身教練之間搭線。如果你能找到這樣的仲介或公司，你可以遞交你的履歷表，或提供一堂免費課程，讓他們知道你的教學風格。如果你符合他們的需求，他們會將你與合適的公司媒合，安排你在這些公司裡教課。

我剛開始教學時，很幸運地遇到這樣的健康代理人。她來我授課的教室裡上課，在上完我的課後，引領我成為團隊的一員，從此，我開始在大西洋唱片（Atlantic

Record）、貝爾斯登公司（Bear Stearns）和輝瑞大藥廠（Pfizer）教授管理階層。至今，我仍然與當時的一些學生保持聯繫，其中有幾位甚至後來成為瑜伽老師！

第二種教公司課的途徑，是你自己直接與公司擬定授課計畫。在我個人的經驗中，這樣的機會可遇不可求。通常是學生來上我的團體課後，進一步詢問我是否能在他們的公司裡教課。我自己籌備過最酷的課程，是教授百老匯《美女與野獸》的劇組成員。當時「野獸」規律地出現在我的團體課上，並邀請我至劇場教課！

有許多公司在找尋成本相對較低的方式提供員工福利，並由此減少健康照護成本，而瑜伽課可同時滿足這兩種需求。與公司接觸的理想方式是透過人資部門，他們能將資訊傳遞給其他員工。

當你在籌備公司課時，應當先了解付錢的是誰：公司員工必須自己出錢？還是由公司支付課程費用，作為員工的額外福利？又或者公司補助一半的費用，其餘由員工自行負擔？

最單純的選項是由公司負擔所有費用，並直接支付你課費。如果是這種情形，你可以依到府教授私人課的定價為基準，並考量到需教更多學生，加上百分之十到二十後，作為你公司課的收費。然而，並非所有公司都有能力提供員工免費的瑜伽課。不論是哪種情形，最好都由人資部門負責統籌。如果員工需自行負擔部分課費，那麼公司可依據你的課費報價，再決定向員工收取的費用，課費收齊之後，再一併交給你。

除此之外，還有其他的定價方式，例如依人數收費，但這種方式會需要你自己也承擔一些行政上的作業。

想在學校或教育場所裡教課會需要一些人脈。同樣的，出現在你常態團體課裡的學生可能會引介你到他們的社團、學校或健身房裡教課。如果你有孩子，也可以與孩子學校裡的老師討論在學校開課的可能性。你可以套用上述針對公司課所建議的定價方式，但得記得，教育單位的預算可能沒有公司企業那麼多。

算一算

當你決定好自己想教些什麼課，以及想教多少課之後，該是坐下，認真釐清自己財務狀況的時候了。首先估算一下，如果是為了維持生活、支付帳單，你**需要**多少收入？接著，為了成為自己嚮往的狀態、從事想做的事、擁有珍視的每件事物，你**想要**多少收入？我的經驗是，教瑜伽這份工作可能永遠無法在財務上實現我們所有的願望，但應能帶來還不錯的年收入，同時提供充分的自由，打造屬於你的行程表，並依自己的步調工作。如果這份收入不能完全滿足你的財務所需，你或許需要搭配另一份正職，或透過其他方式賺取部分收入。盡可能讓你的收入最大化，而這會需要一些遠見與規畫。

身為專業人士，你得研究一下自己擁有哪些事業路線？哪些事業路線提供了主要的收入來源，而哪些所佔的比重很小？接著決定你是否想增加新的事業路線，或改善既有的事業路線，以獲取更多利潤。

如果你想增加新的事業路線，第一步，是觀想自己已經獲得成功。你可以將其化為一個象徵符號，放在你進行冥想時的聖壇，或加入你的神聖儀式（puja）當中。也許僅是記錄在便利貼上的一段話，例如「我正在墨西哥帶領一場美好的瑜伽僻靜營。」接著，採取行動，一步步拓展你最感興趣的事業路線。舉例來說，你可以透過報名教授如何規畫瑜伽僻靜營的課程、親自參加其他僻靜營，或者參與各式各樣的研習課，來幫助你想像一場瑜伽僻靜營可能長成什麼樣子。你也可尋求先前已辦過僻靜營的老師提供意見。

如果想優化既有事業路線，使其發揮得淋漓盡致，你可以先衡量一下目前各種收入來源的運作狀況。你的課程一直都有許多人參加嗎？如果不是，有哪些部分可以調整呢？課程時段是否開在大家想上課的時間？大家都知道課程訊息嗎？這些課程是否有被大力推廣？推廣的方式能否被目標族群理解？你的教學品質如何？如果我們誠實面對自己，多數人都很清楚自己在某些部分仍有進步空間。

一旦你決定好想要聚焦的事業路線，便可以開始擬定相應計畫，例如一年想開設多少次研習課、瑜伽僻靜營和特殊族群專班。將這些規畫與每週固定的常態課程——例如團體課與私人課——取得平衡。

接著，把這些課程排入你的年度行事曆，並建立行銷計畫（參考頁一四二），以確保每一場活動和常態課程皆能獲得成功。

不論是打算立即開設這些課程，抑或預計於未來執行，你都能預先做出整年度的規畫，並估算年收入能否符合你的需要及想要。

打造平衡的教學課表

如果你是位新手老師，最好將你的教學聚焦在團體課。你也可以開始著手提供私人課，並為所在的地區規畫初學者系列課程。

在這個階段，一份妥善平衡的教學課表看起來可能如下：

常態課程

- 私人課：每週四堂
- 團體課：每週八到十五堂

初學者系列課程

- 每個月或每兩個月開設一次

隨著你的成長，你可以開始規畫帶領研習課、瑜伽僻靜營，或特殊族群專班。當下面兩種跡象開始出現時，我知道自己的狀態已經足夠成熟，能夠帶領這些特別課程。

1. 學生要求我開設更深入的研習課程，並開始請我帶他們去具異國情調的地點僻靜。
2. 教室負責人邀請我教授研習課，我也受邀一同帶領師資培訓。

如上述所提，當有人開始邀請你做這些事，可能是你已做好準備，而且需求也存在的訊號。雖然你也可以在被詢問之前便開始著手提供研習課或瑜伽僻靜營，但我保證，如果受邀在前，通常會更加成功，你也會比較有自信並受到歡迎。從行銷的角度來看，如果有人邀請你，他們也會主動提供支援。但如果你毛遂自薦，他們可能較欠缺熱忱，因為這是你的主意，而非他們的。

別忘了你的繼續教育

當你在研擬授課規畫時，保留時間與資源給自己的繼續教育也相當重要。我每一季會為自己安排至少一次某種形式的繼續教育，或許是面對面的活動，也可能是透過線上學習。選擇以什麼方式進行學習取決於你；課程需符合你的預算、個人偏好以及教學上的職責。顯而易見地，線上學習的費用較低，跟遠赴外地參加課程相比也較為方便。但是，現場上課時與其他學生共聚一堂，且老師能面對面觀察你，這些經驗都無可取代。不論你選擇什麼樣的方式，我都建議自你的收入提撥百分之五到百分之十作為你的繼續教育預算！即便在看似不可能的時候，也要優先承諾存下教育基金：不斷接收新知、獲取靈感對你來說相當重要，終有一天，這些投入將有助於推動你的事業。

如果你是正準備教授、或已經在教授研習課、瑜伽僻靜營及特殊族群專班的資深老師，請繼續將這些活動保留在年度授課行程表上。除此之外，你或許仍保有幾堂常態性的團體課，並把更多的時間投注在其他能帶來更多財務報酬的課程上。你的理想年度授課行程表可能如下：

特殊族群專班及瑜伽僻靜營

初學者系列課程：每年四到六次（約每季一次）

研習課：每年四次（約每季一次）

完整的僻靜營：在每年冬季，用一週的時間到具異國風情的地點旅遊

週末僻靜營：每一季或兩季來趟週末出遊

特殊族群專班：每年二到四次

公益募款課程：每年一到三次

常態課程

- **私人課：**每週四到六堂

• **團體課：**每週六到十堂

禮券

提供假日或特殊場合專用禮券是促銷私人課、初學者系列課程及特殊族群專班的方式之一。每年十二月的節日是運用禮券促銷的好時機！

打造忠實學生客群的五個步驟

作為〈瑜伽事業基礎〉這個章節的一部分，我總是建議我的客戶想想，該如何培養穩固的學生客群。我自己將這段過程歸結為五個步驟，透過這五個步驟，老師開始觸及學生，鼓勵學生來上課，讓學生保持穩定練習，最後忠於練習——並忠於你，將你視為引領他們前行的老師。

這五個步驟聽起來可能「沒那麼瑜伽」，這是因為我們自商業領域借用了這些術語。我們使用這些術語，因為這麼做提供了合適的語言，幫助我們描述整段過程，但這並不意味著學生的經驗會因此變得廉價，也非刻意物化學生！事實上，應用這五個步驟的最終成果，將與我們最終的願景一致：練瑜伽的人愈多，這個世界將更充滿覺知。

1. 定位與觸及

第一步，是確認你想教授什麼樣的學生。你可能會根據職業別思考：辦公室上班族、學校老師、護士、軍人，或家庭主婦（夫）。你也可能依需求做分類：新手媽媽、運動員、孩童、慢性疼痛族群、康復中的病患，或是罹患憂鬱症或焦慮症的患者。當然，還可以有更多種分類方式。

想要觸及潛在的目標族群，你必須思考這個族群最需要的是什麼。你能滿足他們的需求嗎？這就是所謂的「價值主張」(value proposition)。

舉例來說，如果你打算觸及新手父母，對於新手父母來說，瑜伽能提供的價值為何？可能的答案包括：

保留給自己的時間

產後修復

睡得更好
培養耐心
變得更溫和
接納不完美的存在
鼓勵接納身體的現況
與其他新手父母成為好友
有信心邁向全新的人生階段
社群感

一旦你清楚自己的目標族群，想想看，該如何接觸到他們？以新手父母為例，可能的觸及方式包括：

小兒科診所
助產師／陪產士
嬰兒用品店

哺乳團體
父母支持團體
母嬰團體
幼稚園
托嬰中心
遊樂場，或其他孩童活動地點
學校
社群網路社團
咖啡店

讓我們舉另一個截然不同的族群為例：運動員。他們的需求可能為：

更好的運動表現
交叉訓練
改善平衡能力

避免損傷，以及協助傷後復原

提升身體覺察能力

柔軟度

提升專注力

促進訓練後的恢復

減緩疼痛

你可以觸及到這個族群的方式包括：

工作場所

物理治療診所

跑者團體

自行車團體

臉書社團

骨科診所

健康俱樂部

體育活動（賽跑、運動會、專項競賽）

運動用品零售商

就上述兩個族群來說，他們的價值主張及可能的觸及方式有天差地遠之別（雖然有些人可能同時屬於這兩個族群！）這種差異說明了當我們試圖觸及新客戶時，需要對客戶的屬性有所覺察，並針對不同族群採用相對應的方式。

當你確認目標族群的價值主張，接下來的行動將更有效率。你可以開始將這些價值主張清楚地寫入你的宣傳材料，置於社群媒體貼文，並於發佈活動與課程時親自向大家推廣。運用這種方式來強調課程所能提供的好處，會讓被鎖定的目標族群趨之若鶩，想來跟你上課。當你授課時，也能針對學生的需求與期望調整課程內容。

2. 收到學生

收到學生，指的是有人完成了課程報名流程。實際的報名流程會與你教課的場所有關。學生可能須至教室完成註冊，登記特定課程，簽署免責同意書，填寫健康問卷表，並協議付費方式。如果你是受僱於教室的老師，這些流程可能絕大部分是由教室負責。

報名流程通常決定了學生的第一印象（也是最深的印象）；我們必須讓他們感到自己受到歡迎，並適當地介紹教室設施與課程內容。舉例來說，常見的做法是向初次到訪的學生介紹更衣室及置物的空間，浴室的位置，如果需要輔具與毛巾的話，可以在哪處取得。對於一位新學生來說，這麼做可能訊息過度負載了，他可能對瑜伽尚一無所知，就已在陌生環境中飽受驚嚇。對於老師來說，也經常有這種感覺，他也許正在為下堂課做準備，卻被新學生拋出的問題所淹沒。這是個關鍵時刻，老師得保持鎮定、平靜、有魅力，且值得信賴。

在這個階段，及時回應潛在學生的需求相當重要（實際上，及時回應適用於每一個階段）。當你迅速回覆潛在學生的需求，能讓他們留下良好的印象，有助於課程銷售。一般來說，隨著客服人員愈忙碌，就愈難迅速回應客戶的需求。回應時保持熱情且迅速，能讓你自眾多老師中脫穎而出。

3. 教授課程

透過妥善備課及教學，盡你所能地與新學生產生連結。你可以根據我們在第二章所討論過的內容，讓自己成為既善於教學又可為人楷模的老師。

以有創意、創新及充滿活力的方式授課，讓學生想再次回來跟你上課。你希望學生因上課而變得更好。透過持續更新瑜伽新知與繼續教育，不斷地精進你的教學技藝。

4. 留住學生

當你的課堂上開始有一群規律上課的核心學生，代表你有不錯的留客率。他們之所以每週回到你的課堂上，是因為你的課已成為他們生活及日常行程的一部分。你會希望這批核心學生的人數能繼續成長。

有什麼方式能讓學生留下來？優秀的教學是最重要的，但一些小細節會很有幫助。包括稱呼學生的名字、給予手觸調整、建立課堂以外的關係、以及別太常找代課。

5. 建立忠誠度

忠誠度與留住學生有關，但更關乎人與人之間的深刻連結：意思是即便其他老師開課的時間或地點更方便，學生仍會選擇來你這裡上課，因為他們感到自你身上收穫許多。一位死忠的學生與你的連結可能長達一輩子，就好比你與家人間的關係，這種黏著度來自透過瑜伽所經驗到的深刻羈絆。我曾在瑜伽僻靜營與學生共享了一段真誠時刻，並一同探險，我們彼此的生命因而緊密相連。

有些可以建立忠誠度的方式：

- 如果你已有一陣子沒有見到學生，傳個訊息給他們，讓他們知道你很想念他們，並問候他們的近況。
- 邀請學生參與社群活動，例如電影之夜、「各出一菜」的聚餐，或是一同慶祝節日。
- 記得關心他們的生活，而非一直談自己的事。
- 記得他們的生日，並祝賀生日快樂。
- 肯定學生於瑜伽墊上，及瑜伽墊外的成就。

掌握打造學生客群的五個步驟會讓你從整體性的觀點，了解客戶自找到你、享受你的教學、到最終成為你長期忠實學生所經歷的過程。為了讓學生在未來幾年得以順利成為你瑜伽社群的一份子，我們得先了解每位學生目前正處在哪個階段，然後依循上述建議的方法，引領學生前往下一個階段。

第四章　打造你的瑜伽事業

如果你已經在從事教學，那麼接下來兩個章節的內容對你來說可能並不陌生。但如果你正在讀這本書，我假設你想要打造自己的瑜伽事業。不論你是教學的新手或老鳥，了解這些基礎概念，並定期回來重新審視都會很有助益。

寫份商業計畫

首先，別感到驚慌！雖然「商業計畫」這幾個字聽起來有點正式、複雜、甚至難以理解，但實際上不需如此。簡單來說，商業計畫要做的是點出市場需求，並解釋你計畫如何滿足這需求。我自己最愛的入門書是吉姆．霍藍（Jim Horan）的《一頁打造你的商業計畫》（*The One Page Business Plan*），這是本簡單好用的工作手冊，能幫你寫下你的計畫，穩固你的事業。

正如第二章所述，除非你要申請貸款，或為你的教學事業尋求財務支持，否則你並不需要一份「正式」的商業計畫。但如果你能花點時間好好寫下自己的想法，即便僅是一份簡單的計畫，都能讓你的事業感覺更加穩固及專業。

寫一份商業計畫，除了能將計畫以書面形式具體呈現，也有助於你隨時回頭檢視自己的使命宣言與核心價值，幫助你保持聚焦。

雇用財務專業人士

面對稅務及帳單，你無法將頭埋在土裡或塞入雲中，假裝視而不見。除非你有會計及簿記上的才能，否則你可以將這些任務委託給專業人士代為處理。合適的會計師及簿記人員能讓你在財務方面處理合宜，包括稅務問題、可能忽略掉的營業支出，並準時支付帳單。

忽略財務相關議題的重要性，長期下來會損害到你的教學事業。你會因擔憂而分心，最糟的情況是，當你出現過失時，還得耗費時間與費用加以彌補。尋找值得信任的財務專業人士的最好方法，是透過口碑：詢問與你最親近的人，聽取他們的建議。

打造你的履歷表

持續更新你的履歷表，包括曾接受過的訓練、教學經驗、特殊才能及教學特色。每當遇見吸引人的教學機會，這份履歷表要隨時可以寄出（或印成紙本，面交給別人）。像領英（LinkedIn）這類網站提供了線上履歷表格式，能幫助你填寫相關內容。如果你還沒有帳號，可以考慮申請一個[3]。

列出你的學歷，包括學位和繼續教育的認證。關於受訓的資歷需提供細節，例如自哪個師資培訓結業，主要授課老師為誰。如果你有在瑜伽聯盟上完成註冊，註明註冊的等級（RYT200，RYT500，E-TRYT 200，或E-RYT500）。

關於教學經驗的部分，可以概述你成為自雇型瑜伽老師已多久，曾做過什麼類型的教學，舉例來說：「自雇型瑜伽老師，自一九九七年教學至今，教授的課程種類包括私人課、團體課、研習課、瑜伽僻靜、特殊族群專班，及師資培訓。」具體說明你曾在哪裡教課，教了多久。若能針對想應徵的教室量身訂做履歷表，讓它看起來更符合特定教室的價值觀與目標，會非常有幫助。如果你有任何與瑜伽相關的技能，記得放入履歷表，例如物理治療、護理、心理或按摩。

獲取最佳教學機會

我訪談過許多教室老闆及健身房主管，想了解他們如何找老師。根據訪談的結果，我整理出了一份行動清單，如果你想在特定教室裡頭授課的話，可以考慮以下做法。

這裡頭最重要的關鍵是，你得在想教課的場所創造存在感，讓自己受到注目。如果你沒被看見，你也很容易不被放在心上。教室老闆及主管有許多要緊事必須處理，很容易忘了你的存在——即便他們樂於將你納入團隊。下面有些方法能增添你的能見度及存在感。

- 透過面試（如果有機會的話）或投履歷表，讓自己成為代課名單上的一份子。
- 盡可能接下你想教課的場所的代課機會，或以客座教學的方式進行。
- 參與你想教課的場所所舉辦的課程與活動。
- 保持友善、樂觀、樂於助人。協助輔具歸位、摺瑜伽毯，或於課程結束後幫忙吹

3 主要針對美國瑜伽教學者。

熄蠟燭。

- 在課程前後保留一點時間，與教室員工聊聊天，建立關係。
- 當你幫忙代課或客座教學時，如果學生喜歡這堂課，可以請他們於課程結束後向教室推薦你。你可以對他們說：「如果你喜歡這堂課，請讓管理部門知道。」這樣的請求並不過分，且這方法在我身上屢試不爽。如果學生不清楚該怎麼做，可以進一步告訴他們提交意見的方式。例如，你可以建議他們填寫意見卡，或者向教室主管提及你的教學。
- 在前往及離開教室的途中，應穿著正式。我建議穿著一般服裝，而非瑜伽服；畢竟，你鮮少見到醫生穿著手術衣或白袍走在鎮上閒逛。穿能讓你感到舒服、顯示專業與成功的衣著。運動服穿在身上雖然舒服，但顯露不出專業氣息。
- 如果你對某個教學場所很有共鳴，就說出口。讓主管與員工們知道你了解、符合他們的價值觀，也很適合教室的社群氛圍。讓他們知道你能為這個組織帶來貢獻。

剛開始在教室教課時，不論主管給你什麼樣的教學時段，你可能都得接受。但如果你保持耐心，並在教學及行銷上做出承諾，你的課最終會滿堂，且大受好評。我個人的經驗是，給自己至少四到六個月的時間經營，即便這堂課的學生很少。在人數較少的課程中給予個人化的關注，會帶來很好的口碑轉介。更重要的是，隨著時間過去，教室會認可你付出的努力，並提供你更合適的時段，你也會比較有信心向教室提出要求。

如果你想在現有的教學場所獲得更好的時段，可以採取以下行動：

- 設立目標，讓手上現有的課程滿堂，並採取行動以提升來上課學生人數（使用本書提供的方法）。當授課時段沒那麼理想時，訂定這樣的目標可能會令人感到沮喪，但如果你能盡力經營好既有的時段，短期內取得更好時段的機會也較大。
- 隨時隨地保持專業形象。不論是在前往、離開或於教室內授課，確認你的穿著乾淨整齊，不會給人舊舊的感覺。如果你一天得在好幾個地方跑課，要達到這要求可能並不容易，但一位看起來飽受折磨、衣冠不整的老師，很難跟教室爭取時段。
- 與教室老闆及員工分享教室發生的插曲及議題，他們可能想知道這些事，你也可以藉此與他們建立關係。以有建設性的方式進行，例如，你偶然在更衣室裡聽到學生間的討論，提到每次傍晚六點踏進你的修復瑜伽課時，教室總是聞起來充滿汗臭味。這會是教室需要知道的回饋，且對你造成的困擾可能不亞於學生。以表述實情、不帶個人情緒的方式讓教室知道。如果可以的話，提出解決方案，並表達願意協助執行的意願。

- 讓自己得以被信賴，願意一同實踐教室的願景。樂於接受來自各方的回饋，並於收到回饋時表達感激。
- 主動積極。找出教室需要你的地方，並盡力做到最好。
- 遵循教室的規範，如果你可能趕不上一門課，應預先找好代課。
- 準時上課，規律授課，別太常請假。
- 當有時段開放時，清楚地表達對你來說理想的授課時間。但避免給人急切想要、或理所當然應得的感受，例如：「我覺得自己應該排在更好的時段」，或者「我已經在這教了兩年——該由我來教傍晚六點的課了吧？」當你跟教室老闆開始有穩固的關係，也比較親近時，與老闆分享你期待自己每週教幾堂課，以及你想提供給學生什麼。分享你的願景、價值觀以及使命宣言。
- 與教室成員（包括共事的老師）一同以團隊的方式，協助教室獲得成功。與教室一起營造社群感，彼此協同合作。

如何於鄉下地方經營瑜伽事業

在鄉下經營瑜伽社群頗具挑戰，但，這就是瑜伽啊！去吧！給自己立下一個雄心勃勃的目標，讓這個地區的每個人都來練瑜伽！你可以先為這個地區創建一個臉書瑜伽社團，讓大家可以談論瑜伽、談論你、以及你在這舉辦的活動。由於許多人可能第一次接觸瑜伽，記得要提供適合初學者參與的課程。當你遇到其他人時，將他們加入你的電子郵件名單，並保持聯繫。

試著發揮創意，以社群專屬的方式讓你的瑜伽課成為大家非參加不可的活動。推廣你的課程，讓這些課程成為居住甚遠的鄰居們得以從事社交的機會。對這個地區重要的人、事、物表達敬意，並允許學生們在社群裡交流彼此的動態。

在課後提供分量輕盈的茶點是個貼心舉動，特別是有些人可能自很遠的地方前來上課。這樣的舉動是有意義的，也會讓你跟其他老師相比顯得與眾不同。讓你的課值得遠道而來——透過充分準備，提供對學生有價值的課程，以表達你對學生投入時間的尊重。

你該辭去正職嗎？

當瑜伽老師並不會讓你變得有錢——如果真的有人這麼告訴你，你應儘速遠離他——比較接近真實的情況是，如果你是單身，瑜伽教學能讓你過著簡約生活；如果你有家庭，則這份收入不無小補。想想看，你的工作再也不用朝九晚五、待在辦公室隔間、回覆老闆訊息，生活還過得去，但過得相當開心——只要你真的能透過教學謀生。

然而，瑜伽式的生活型態可能所費不貲。瑜伽人總想要四處旅行，繳費參加研習課程。他們通常對消費行為充滿意識，願意花更多的錢，支持在地企業，並選擇經由人道且永續方式製造的產品。與大家一樣，瑜伽人也想支持自己的孩子，提供他們良好教育。許多瑜伽人還會針對良好的理念慷慨捐獻。因此，從事瑜伽老師這一行，真的能支持你過著這樣的生活型態嗎？

答案是，依人而異。有些瑜伽老師在都會區生活，於熱門教室裡授課，擁有廣大的忠實學生客群，與負擔得起私人課的富有客戶。而在其他地區授課的老師，則可能正為了基本生計苦苦掙扎著。

一旦清楚自己需要多少收入來打平支出，你便可開始規畫年度教學行事曆（如第三章所述），並估算看看瑜伽教學能帶來多少年收入。如果估算出的數字不足以支付開銷，那麼現在還不是辭去正職工作的時候。

若你目前的工作讓你無法將能量百分之百投入你的瑜伽事業，那麼我們很難知道你是否能安全轉換跑道，全職從事教學。如果是這種情況，最好的方式是把教瑜伽當作你的第二份工作，並繼續精進教學與商業上的技能，直到有一天，你覺得自己充分準備好，可以把瑜伽教學作為正職。想以瑜伽行者的姿態漫步在這個世界上，僅想單純地教學、研習，而無需回應生命其他事物，是種不切實際的奇幻想像。真正的瑜伽人總是既接地，又務實。說了這麼多，有明確的底線嗎？如果辭去正職會讓你或你的家人感到緊張不安，別這麼做！

永續教學

理想上，教瑜伽應該是份可以把興趣當飯吃的工作。理想的教學行程會讓你有充裕的時間練習、自我精進、從事休閒活動，以及與親朋好友相處。你能在一天中精力最充沛的時刻進行教學，授課的地點則能觸及你最能發揮的學生族群，並享受教學的過程。

然而，瑜伽老師的狀態往往比學生還要更加疲憊、失衡！努力維持一個無法長期持續的教學行程，會讓一個人變得疲憊不堪、憤憤不平、缺乏時間練習或獲得專業滋養，並遭遇財務上的困難。對新手老師來說，每一個出現在面前的教學機會都是種誘惑，但如果全都接下，反倒適得其反。同意以非常低廉的報酬教課，會侵害到所有瑜伽老師的市場價值——因此，留意別讓自己為了低廉的報酬而四處跑課。

每一個教學機會都攸關取捨。這裡提供一些抉擇因素，幫助你決定是否接受某間教室提供的機會——抑或繼續教授手中的課程。

- **曝光度及成就感**：思考一下，你喜歡在這間教室裡教課嗎？這裡是否有好的氛圍，還是有著無法泯除的緊張感？教這裡的學生是否讓你感到滿足、受到滋養？來上課的學生人數是穩定的，還是持續成長？你有機會在新學生面前曝光嗎？或者所教的學生有機會在未來參加你的研習課和瑜伽僻靜營？如果你的答案是正面的，那麼這些因素或許能彌補其他潛在缺點，例如地點或時段。
- **地點**：到一個不方便的地點上課不僅對你來說是種折磨，對你的學生也是。在這種情況下，每個人抵達教室時會顯得匆忙。交通上的耽擱可能會導致遲到，讓人上起課來既緊張，又充滿歉意。如果因交通時間或停車位不足而造成不便，會降低學生參與課程的意願。有時，這些缺點得以被其他因素彌補，例如所在地點恰好可以辦點事情、採買雜貨食品、吃頓美味的餐點，以及順便在你喜歡的健身房做點訓練。

- **課費計算方式：**如前文所提，教室給你的課費可能是固定的，也可能依學生人數計算。如果你剛開始教課，還沒培養出穩定的學生客群，領取固定課費會比較令人安心。然而，如果是依學生人數計算，你的收入會有比較大的成長空間，也比較有動機推廣自己的課程。
- **學生客群：**教課地點的總學生數量會影響到你的收入。想在一間有廣大學生客群的教室裡取得授課機會通常比較競爭、難度較高。如果能在裡頭教課，課堂一開始就會有比較多的學生，但通常稍有規模的教室，後備名單上都已有許多老師等著排隊。如果是在新開幕的教室、或學生總人數較少的教室授課，通常得花比較長的時間經營起跟你上課的族群，但比較容易取得你想授課的時段。因此如果你正在考慮是否要在規模較小的教室裡授課，可先想一想，自己能否接受初期因學生人數較少而賺取比較少的收入。

最佳課表規畫

多年來的經驗累積——包含好的與不好的，讓我對於一份既有成效、又能永續的教學課表應有的樣貌有了大致的輪廓。以下提供的建議同時考量了客戶需求，以及你個人的狀態。

- 傳統上，學生偏好隔天與同一位老師上課，且上相似的課程。試著在你授課的教室或健身房，於同一地點、同一週至少安排兩堂課。課與課之間相隔一天（例如：週一與週三，或週二與週四），教授同一類型的課程、同樣的練習強度，並安排在同一時段。連續兩天授課通常沒那麼受學生歡迎。
- 為了能接觸到不同學生族群，你可以安排教授不同程度的課程——包括針對初學者的課。另一種方式，是讓自己於早、晚時段皆教課。
- 依據當地社群的狀態，量身打造你的課表及課程種類。你可以自市政府找到人口統計數據，上網查尋人口普查的資訊，當然，也可以單純地到當地民眾從事健康及健身活動的場所進行觀察。主要出現的族群是女性或男性？看起來身強力壯嗎？還是有些年紀？這裡有日間托兒所或幼兒園嗎？是否見到離開辦公室的上班族？健身房人潮最多的時段是？上述這些資訊會幫助你判斷一天當中學生最方便上課的時間，以及適合提供的課程種類。

- 為了增加效率，盡可能減少往來不同教室之間的交通時間。
- 如果可能的話，用你最能保持專注、處在當下的時段教課。如果你並非晨型人，別答應教一早六點的「太陽流瑜伽」（Sunrise Flow）！如果你過了晚上七點便開始感到精神不濟，就別接「臨夜舒緩瑜伽」（Evening Simmer Down）的課程。
- 在課與課之間保留空檔，讓自己在一天當中有時間吃飯、休息、練習、辦事，並安排約會。
- 將私人課與開會時間安排在課程的前後，此時你已出門在外。
- 在教學與其他重要個人承諾之間取得平衡，例如：約會之夜、家庭時間、跟你最愛的瑜伽老師上課，以及週末度假。
- 除非真的必要，否則絕不請假。穩定授課是成功經營課程的關鍵之一。如果你得不斷找人代課，代表目前的課表需要調整。
- 留意自己能量水平的變化。如果你發現自己無法在每堂課上全力以赴，可能得考慮減課，或者重新調整課表。

有些上述未提及的因素也會影響你的課表安排。例如，如果一個地區有大量的年輕上班族及孩子尚年幼的父母，最合適上課的時段通常為上午稍後時間，因為此時孩子已交給托兒所或學校。又比如說，需要至學校接小孩放學的家長，不大可能參加傍晚五點的課程。如果是在都會區授課，你的課表安排可能會圍繞著上班時間，包含一大早上班之前、午休，以及傍晚六點之後。

學生人數的多寡重要嗎？誠然，小班課允許老師給予每位學生更多的個別關注，也比較容易針對出現在課堂上的學生量身打造授課內容。但另一方面，人數爆滿的課程更容易讓人感到能量充沛。我們曾詢問過自我們師資培訓課程畢業的學生，面對學生滿堂與學生人數零零散散兩種情境時，他們的教課感受。他們回答說，學生滿堂的課程流動起來更為順暢，教室內的能量讓他們感到被鼓舞、有自信，也更為投入。對我來說，學生滿堂的課程所激發出的熱情與能量，會讓我的教學如流水般傾瀉而出，有時我甚至因此而找到解釋事物的新方式，學生也顯得更為投入。除此之外，我總覺得當學生看到教室滿堂時，會有更強的社群感。雖然你可能偏好教授擁有許多空間發揮的小班課，但也別忽略當學生滿堂時，可能帶來的良好感受。

案例研究：可永續的教學課表

我第一次開設「改變世界的九十分鐘」這門課時，有一位參與課程的老師請我幫忙看看她的課表，於是我將她的課表放在網路上，供大家一起討論。我將她的課表稱之為「水果沙拉課表」，因為這份課表看起來是各種課程的隨機混合。如下所示：

	週二	週四
6:00 PM	程度1/2	哈達1
7:15 PM	強力瑜伽1/2	哈達2

她週二與週四在同一間教室授課。晚上六點教程度1/2的課，然後接著教強力瑜伽1/2。週四，她教哈達1，然後接哈達2。這樣的課表安排讓學生不可能每隔一天，於同

一時段參與同樣的課。除此之外，課程的名稱也令人感到困惑：程度1/2的課與強力瑜伽1/2差別在哪裡？

建議將課表調整如下：

	週二	週三	週四
6:00 PM	程度 1/2	強力瑜伽 1/2	程度 1/2
7:15 PM	強力瑜伽 1	程度 2	強力瑜伽 1

週二及週四的晚上六點固定教程度1/2，七點十五教強力瑜伽，讓學生能規律地參加同樣程度的課程。週三安排其他種類課程，能與週一或週五的課程做搭配。這樣的課表安排更引人注目，一致性也較高。

顯而易見地，如果你是獨自在外跑課的老師，你未必總能說服教室或健身房配合你調整他們的課表。然而，多數教室管理者會想知道你所期待的課表安排，一旦教室有時段開放，課表可以更動時，他們可能願意與你一同經營這個時段。但如果你從未與他們分享自己的想法，他們永遠不會知道你的期待。

一般來說，如果你能把手中的時段經營得有聲有色，要求調整課表時會比較容易成功。但諷刺的是，有時你之所以無法把時段經營好，正是因為這個時段本來就不好經營，或是你有個水果沙拉課表！

每間教室老闆或健身房管理者與你的關係都不盡相同。保持敏感而圓融，同理他們也得在眾多老師的需求、事業上的需求，以及他們個人需求之間不斷地權衡調整，取得平衡。

你該自己開教室嗎？

當你已經四處跑課好一陣子，自然會興起是否自己開間教室，讓學生來找你的念頭。還有些人開教室的初衷，是渴望打造一個讓他們的瑜伽社群得以凝聚的空間。不論何種動機，如果你發現自己正在考慮經營自己的教室，先考量下列支持與反對的理由：

支持理由	反對理由
掌控自己的教學環境	增加許多負荷，包括：負責管理其他員工、推廣你的事業、並照顧實體空間與設備
如果能建立一個穩定、可獲利、備受好評、有銷路的事業體，可創造長期投資報酬	面對教室每月固定支出及不確定收入的財務風險
有機會營造一個瑜伽社群	法規上的複雜性，包括：僱傭法、法律責任
有機會創造一個能自行營運的事業體，即便你偶爾休假，也能擁有被動收入	得自己行銷推廣（而非交給健身房或教室管理者）

開教室是個必須深思熟慮、確認是否可行的決定。你得判斷這個地區是否能支持一間瑜伽教室的生存（或者再多一間瑜伽教室！），以及你所在的區域是否有空間讓你訂出合理的收費。最終，你得傾聽自己心裡的聲音，相信自己的直覺及內在的引導，作出合適的決定。

一旦你清楚自己想教什麼、在哪裡教課，以及在什麼時段教課，下一步就是開始讓大家知悉你的教學規畫。多數瑜伽老師對於自我推銷感到不自在，但如果你打算透過瑜伽維生，這是不可或缺的過程。下一章，我們的焦點將放在如何行銷你——以及瑜伽——所能提供的服務與益處，也希望你能學會在行銷的過程裡樂在其中！

第五章　行銷你的瑜伽事業

為了服務客人，並持續成長，每一項事業都需要將訊息傳播出去，讓大眾知道自己提供的產品與服務。但隨著我接觸瑜伽老師的經驗愈來愈多，我也更加清楚對瑜伽老師來說，行銷是多麼令人感到棘手的議題。這背後有兩個根本原因。第一，正如我們在第一章所述，每位老師對於瑜伽與物質世界之間的關係存在著不同看法。第二，有些瑜伽學生也不大希望將瑜伽與金錢牽扯在一起：許多學生將瑜伽練習視為一種超脫物質及世俗世界的機會。

瑜伽老師們有將這些觀點內化的傾向，但這樣的觀點對於瑜伽與商業之間的結合毫無助益。他們常問我：「艾美，如果我在ＩＧ放上自己練習瑜伽的記錄，或創立一個品牌或網站，這會違背瑜伽的價值嗎？」

如果你的目標是成為專業瑜伽老師及教育家（而非將瑜伽視為一種根深蒂固的靈性與個人探尋），那麼你必須視你的教學，與其他專業領域的付出一樣，值得財務上的報酬！

我們知道瑜伽能改善健康，提升幸福感，還能幫助舒緩壓力，並與靈性連結。具體來看，瑜伽帶來的效果能減少健康保險的支出，甚至能挽救生命。但如果瑜伽老師未能讓其他人知曉這些益處，民眾要如何發現這件事？我們擁有一些強而有力的資源可以分享，我們也應該分享！當然，分享這些訊息的方式可以較為細緻優雅。

讓大家知曉你提供的服務

清楚你的才能與目標

哪種課程你教得最好？一對一的私人課？小團體課程？還是學生滿堂的課程？你是否擅長教授小孩、女性、男性，或有特殊需求的族群？明確界定你的理想學生族群，然後用心設計合適的推廣文宣及行銷策略，來觸及這些族群。

用心製作你獨一無二的訊息

一旦你清楚自己的才能與目標，找出帶有你個人風格、能真誠傳達訊息的方式——

並呈現得更為別緻。如果訊息的內容是誠摯地介紹你自己，以及你所提供的服務，那麼你不大可能犯下什麼錯誤。你的使命宣言會引導你該如何製作訊息。考量到瑜伽的道德準則，人為美化的粗鄙行銷手法或過度推銷自己，並不會讓人獲得成功。把焦點放在呈現你真實的狀態，以及學生跟你練習後能獲得的益處。在推廣文宣公開之前，先給身邊親近友人及熟悉你的學生看看，聽取他們的回饋。

自信地釋出你的課程訊息

帶著自信與熱情讓其他人知道你打算提供，或正在提供有價值的服務。運用網站、社群媒體平台、明信片、傳單、名片，和電子郵件來宣傳你的課程。有些人會喜歡收到這些訊息，有些則不喜歡。你永遠無法事先預料——你的訊息或許能改變某個人的一生！

行銷漏斗

「行銷漏斗」（marketing funnel）或「購買漏斗」（purchase funnel）是商業領域常用

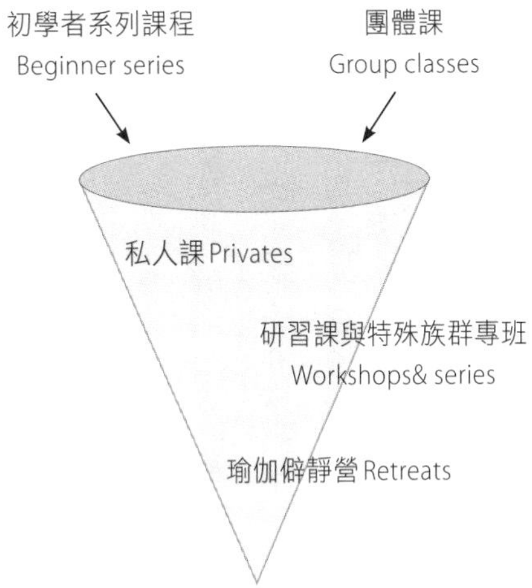

的理論模型，用來描述消費者產生購買行為（不論是產品或服務）所經歷的過程。

如果套用在瑜伽教學上，行銷漏斗的頂端是學習瑜伽的起點。你可以將初學者系列課程的傳單釘在咖啡店的佈告欄上，或是將印有私人課資訊的名片放在脊骨神經科醫師的辦公室供人索取。也可以透過你所授課的教室在臉書上發表一篇受許多人歡迎的瑜伽文章。上述方式都可能是引領初學者探索瑜伽的起點。

一旦學生們愛上瑜伽，他們會規律出現在課堂上，並開始找尋能讓練習持續進步的管道。包括針對特定主題的研習課、私人課、特殊族群專班、瑜伽僻靜營，甚至參與師資培訓。

行銷漏斗的頂端需要我們持續關注，以確保有穩定的新生流入。就好比小溪注入湖泊，如果小溪乾枯了，湖泊也會跟著混濁。就瑜伽來說，這意味著老師們可能一直教授同一批學生，而導致學生人數逐漸萎縮。由於既有的學生可能會離開、生病、去世，或有時失去對瑜伽的興趣，因此持續地吸引新面孔加入課堂相當重要。

打造你的品牌

對於瑜伽老師（及持批評態度的人）來說，「品牌」是難以說出口的詞彙。這兩個字聽起來既不靈性又非常商業。然而，如果你進一步深入思考，便會發現建立自己的品牌實際上相當符合瑜伽精神，例如：自我探尋、認識自我，以及真實可信。

針對報名培訓課程的學生，我所給予的最初練習之一是寫下他們的天賦、才能、喜愛自己的部分，以及其他優點。瑜伽人應能清楚表達自己是什麼樣的人，以及天賦何在。這不是一個要你自我陶醉的練習，而是讓你清楚明白身上的優點，於是你可以更有自信及自在地向這個世界分享你的天賦。我的老師道格拉斯．布魯克斯博士（Dr. Douglas Brooks）曾說：「如果沒人知道你的才能、並享有你的服務，對於你的社群，甚至全人類來說，都是一種損失。」而人們知曉你的優點（以及缺點）的方式，是透過你的品牌。

你並不需要成為——也無法成為——每一個人的瑜伽老師。將你的才能與熱情投入在你想服務的學生族群上。換句話說，只需真誠做自己，你便會開始吸引到你最想教授的學生族群。

清楚自己的品牌，提供與你的品牌形象一致的課程，並行銷你的品牌，這些行動實際上減少了瑜伽老師彼此之間的競爭。許多老師並非基於自我評估後，提出清晰明確的價值主張，而僅單純地複製其他「成功」老師的做法，導致與其他老師的課程重疊性很高。如果你正掙扎於如何讓課程滿堂，問問自己，是否清楚自己的品牌識別（brand identity）？你在推廣上投入的心力是否能反映出你的品牌識別？

我上回探究自己的品牌特性時，詢問了我的學生、親人、同儕，以及朋友，請他們真心分享當他們想到我時，腦海中會浮現什麼詞彙。我獲得的回應包括：**光芒四射**、**有朝氣**、**願意花時間在他人身上**、**博學**、**有條理**、**真實**。

接著我開始思考，這些詞彙如何影響我對這個世界的溝通方式，包括字型與色彩的選擇、照片風格、臉書時間軸、IG上呈現的影像、網站寫作風格、我的簡介，和研習課的描述方式。

想想你最愛的品牌或公司。蘋果（Apple）、全球瑜伽（YogaGlo）、普拉那（prAna）、克里夫能量棒（Clif Bar）、露露檸檬（Lululemon）以及漫遊樂（Wanderlust）是我們投票選出，最受瑜伽老師歡迎的幾個品牌。這些名字會浮出腦海，是因為他們有著清晰、可辨識的形象，讓人聯想到令人嚮往的特質。

你可能不大清楚該如何將從品牌探究過程中汲取出的詞彙與特質，轉換成你的品牌或公眾形象。如果你有圖像設計的敏銳度或撰寫行銷文案的能力，太棒了！但如果沒有，坊間有品牌專家、圖像藝術家和廣告文案撰寫人，能協助你將身上的特質化為具體的形象。（如果你跟他們交情不錯，可以考慮提供瑜伽課程換取他們的服務。）

清楚你的目標市場

打造品牌不僅對你是重要的，對受到你的風格及品牌識別所吸引的學生來說，也同等重要。舉例來說，我的品牌想呈現的，是透過關愛的方式將古老智慧帶給當代瑜伽練習者，並熱衷於環保議題。因此容易被我吸引的學生族群，通常也正在找尋既在意瑜伽歷史，也關注瑜伽於身體及靈性上益處的老師。他們以更廣大的視角看待健康與完整生命間的關係——包含身、心、靈。他們也關心自身以外的世界，包括我們的環境與地球。

一旦你清楚自己的特質，發展品牌的下一步，是了解哪些客戶與學生會被你的品牌所吸引。如果你不清楚自己心目中的理想客戶是誰，行銷時可能會因範圍太廣而成效不彰。你需要確認自己所提供的課程，正是行銷受眾深切渴望想跟你學習的。如果你很清楚自己的目標市場，會比較容易建立起你的品牌識別。對學生的認識愈深，就愈容易提供適合他們的產品——學生們會感受到課程是特別為了他們量身打造。這能讓他們練習時更加滿足、開心，並充滿成就感。給學生想要的，幫助他們解決難題並達到目標，就好比看著一個人拆開禮物一樣。

清楚自己的理想客戶是誰，會讓你比較容易享受行銷的樂趣，並成功吸引到你樂於將時間花在他們身上的學生。教授有共鳴的對象，也會讓教學變得更容易，且樂在其中。

為了了解你的學生，你得站在他們的角度思考人生。與他們交談、詢問他們問題、傾聽他們的想法、觀察他們的言行舉止，並同理他們的處境。花點時間寫下你想在學生身上見到哪些特質。

以下提供的練習徹底改變了我的教學。我之所以創辦「改變世界的九十分鐘」這門課程，有部分是受到這項練習的啟發。除此之外，這項練習還幫助我了解同一輩的老師及受訓中師資正在追尋什麼，而我又該如何幫助他們達成目標。

向你目前接觸到的學生或客戶（可能是來自初學者系列課程、私人課、瑜伽僻靜營、研習課、團體課以及師資培訓）提出下列問題，如果你擁有自己的教室，也可以比照辦理。

開始認識你的理想瑜伽客戶

1. 首先，描繪現有瑜伽學生的基本輪廓。
    a. 現有學生的人口統計資料為何（年齡、職業、收入、婚姻狀態、是否有小孩）？
    b. 列出就你所知、關於學生的「心理圖像」（psychographics），包括：生活型態、信仰、價值觀、興趣，和嗜好。
2. 接下來，仔細想想你心目中「理想」學生族群的人口統計資料及心理圖像為何。自學生的角度回答下列問題，把你自己當做自己心中理想的學生。
    a. 你最大的夢想與願景為何？或者在關係、健康、工作、家庭、公共意識形態等議題上，有什麼樣的目標？
    b. 在瑜伽練習的過程中，你最大的恐懼為何？

c. 你最喜歡哪些書籍、音樂，以及電視節目？

d. 你會閱讀哪些雜誌？

e. 你會追蹤哪些部落格？

f. 你會在網路上搜尋哪些主題？

g. 你會參加哪些會議或活動？

h. 你如何運用閒暇時間？

i. 你目前跟著哪些老師或專家學習？

分析資料

回答上面這份問卷是一趟既有趣又能啟發想像力的過程，但也是項須認真對待的練習，花些時間好好完成。如果你被某一題搞得很緊張，就先跳過。有些關於學生的思考既自然又直覺，你可能不知不覺中回答了，但仍然很值得來釐清腦中的思緒，把它們具體寫下來。

當你思忖著學生的夢想與目標時，答案可能包括：「能實現個人抱負的生活」、「與家人親密連結」、「感到幸福」、「被愛」、「感到自己有能力」等等。

你的理想學生在練習時最大的恐懼為何？或者最擔心遇到的情境？他們可能害怕尷尬、受傷、被指出不夠好、疼痛，或與其他同學相比顯得特別僵硬或衰老。你能提供他們妥善應對的方式嗎？透過正位技巧幫助他們打開身體？展現你的同理與慈悲？運用輔具及替代式？又或者透過幽默化解尷尬？

當我看見參與「改變世界的九十分鐘」課程的老師所寫下的答案時，腦中立即浮現出大量關於課程主題的點子，以及可應用在傳單、社群媒體、部落格文章、研習課介紹，和個人簡介與網站上的豐富題材。

這份練習提供了珍貴的素材，幫助你與心目中理想的學生及客戶連結——且發自內心。它能啟發你在各種情況下呈現自己的方式，包括在課堂上，以及推廣文案中（包括網站、社群媒體貼文、經歷簡介等等）。此外，你透過教學切中學生需求的能力與信心，也會跟著戲劇化地提升。

針對你所開設的各種課程分別進行這項練習，例如瑜伽僻靜營、研習課、專班課程、團體課，或者私人課，將獲得的結果運用在整體行銷計畫的各個層面上。

行銷五P

當你準備開始行銷課程，傳統上稱之為行銷五P的概念相當好用：

1. 產品（Product）：在你開設的所有課程中——包括團體課、私人課、瑜伽僻靜營，以及專班課程——哪些服務或產品是你想推廣的？它們能為客戶帶來什麼價值？
2. 價格（Price）：你打算提供的產品在這個地區目前的行情為何？
3. 地點（Place）：你所在的市場或區域能支持你以瑜伽教學謀生嗎？你打算開設的課程是這個區域的居民想要的嗎？
4. 推廣（Promotion）：你要如何讓大家知曉你的課程？
5. 定位（Position）：你的產品——也就是你的教學——在市場上的定位如何？是否有其他活動會跟你競爭潛在學生的時間與注意力？你的目標學生族群會在瑜伽與皮拉提斯、瑜伽與健身，或瑜伽與某種活動之間作抉擇嗎？在我所居住的地方（科羅拉多州波德郡），大部分的潛在學生會在瑜伽與戶外活動之間作抉擇。於是我將這部分納入推廣策略及規畫課程時段的考量，強調瑜伽對於運動的療癒效果，並將活動安排在日落之後或週末舉行，這是民眾比較空閒的時段。

打造你的行銷計畫

一旦目標與使命明確，也清楚自己想觸及的學生族群，下一步便是思考如何觸及這些族群，針對他們推銷你的服務與技能。行銷計畫無需是份寫滿長期規畫的正式文件，也並非一次性推銷某件商品或服務，就再也無後續行動。行銷計畫是動態的，需要持續關注與調整。

每天保留一些時間，投入在你的行銷計畫與執行上。針對每一個你預計於明年開設的課程，先想想前三個P（**產品**、**價格**與**地點**），在考慮課程**定位**後，透過至少兩到三個行動來**推廣**你的活動。每一回你打算將新課程加入行程表，就重複這個過程。下面提供一個範例——這是我針對近期即將舉辦的手平衡研習課程所做的行銷計畫。

行銷計畫

產品：手平衡研習課程

價格：美金五十五元

地點：科羅拉多州波德郡，九十猴瑜伽教室

定位：與皮拉提斯及戶外活動競爭

推廣：執行下列行銷計畫，將每一項任務填入行事曆，並設立提醒機制

網站

在網站上建立活動頁面（搭配電子商務）

傳單或明信片

雇用平面設計師，並提供內容素材

印製五百份

放在課堂上、城裡的商店、健身房、咖啡店等等。

在研習課的地點放一疊

電子郵件

開課前四個月，於每月發放的電子報中提及

若還有名額，開課前一個月、前一週，甚至前一天寄送研習課專屬電子郵件

課堂上宣布

在所有的團體課中宣布課程訊息，也推薦給私人課的客戶

臉書

建立活動頁面，並邀請朋友——用手平衡的照片作為活動封面。

在開課前三個月，隔週於活動頁面上發文互動。在開課前一個月，每週發文一次。將發文時間預先排入行程表。

臉書頁面的行銷文案需搭配手平衡照片，並於電子郵件寄送日同步發文。以一百元美金作為加強推廣文章的預算。

如果相關且適當的話，將研習課的訊息轉貼至社群所在的臉書社團中。

推特

在開課前三個月，隔週發文。開課前一個月，每週發文一次——搭配手平衡的照片。將發文時間預先排入行程表。

IG

在開課前三個月，每個月發文一次。開課前一個月，每週發文一次——搭配手平衡的照片

別誤以為你得在一天內精通所有行銷技巧，將它拆解成許多小步驟，然後持續地做。把行銷計畫安排入每日行程表，你才不會感到被千頭萬緒的事情淹沒。切記，即便僅是小小的努力——例如讓班上成員知道你還有教授其他課程——都能帶來好的結果。

老派行銷：社群媒體行銷外的另一個選擇

在下一章，我們會針對社群媒體能為你帶來的好處提供建議，對絕大多數瑜伽老師來說，這會是他們整體行銷計畫的一部分。但即便社群媒體有著成長速度上的優勢，運用非線上的行銷策略作為輔助仍是合理的考量，這些方式也能有效傳播你的課程訊息。逐步增加社群媒體的運用比重，並搭配行之有效的行銷方式來提升你在學生客群及同儕間的曝光度，是觸及居住地區所有受眾，並讓瑜伽教學事業邁向成功的方法。下面提供了傳統上常用的行銷方式：

- 在當地的社區健康刊物上刊登你所提供的服務。在許多城鎮中，這類型刊物相當於替代療法從業人員的名冊。通常會成堆放在保健食品店、咖啡店和書店。

- 將你的名片或明信片放在出入民眾可能會對瑜伽感興趣的地點，例如：咖啡店、保健食品店，和其他有大量人潮出沒的機構。花點時間想想怎麼做比較有成效。如果你的授課對象是老人或孕婦，你不僅該思考如何接觸到這個族群，也可以想想哪裡可以觸及他們的朋友、家人以及看護。
- 透過既有學生或私人課客戶轉介新學生。
- 持續更新學生的電子郵件名單，並透過電子報與他們保持聯繫。
- 參與城鎮舉辦的和健康或與自我實現主題相關的論壇。雖然這些活動感覺上很龐大，也沒什麼人情味，但這是一個有機會遇到同好的地方。我曾在這些場合遇過一些老師，他們對我的工作帶來深刻的影響；有些賣家的產品棒透了（或許他們也會喜歡我之後提供的產品！）；還遇到我有考慮去舉辦活動的僻靜中心老闆。我會在會議上和許多與會者聊天，這也為我帶來了許多課程邀約。
- 如果面對面的社交方式讓你感到緊張，先來個深呼吸，再向別人介紹自己。時時保持微笑。關注對方所做的，而非將焦點放在自己身上，並給予真誠的意見，例如：「我很喜歡你的作品的這個部分。」或詢問對方「你是如何開始這份工作的？」隨著對話有了進展，你可以找到共同的基礎，向對方解釋你正在做的事。真誠地表示感興趣及讚美總是受到歡迎，如果這麼做沒有效，通常問題出在對方身上，不是你的問題。

第六章　社群媒體

我剛開始教瑜伽的時候，還沒有手機這種東西，更不用說今日所見的各種社群媒體平台。考量到科技日新月異、潮流的快速變遷，有些我寫作時仍很熱門的平台——臉書、領英（LinkedIn）、推特以及ＩＧ——在你讀到這本書時，可能已顯得過時。在這一章，我希望提供的建議不僅對目前的社群媒體平台是有效的，也能繼續運用在未來出現的新平台上。

令人感到出乎意料的是，當代社群網絡的運作其實非常呼應千百年來瑜伽對於連結、關係，以及合一的概念。透過社群網絡，不同國境的人們可以對話交流，大企業得以與世界各地的消費者聯繫，充滿生氣的虛擬社群也應運而生。網路論壇上，人們得以傾吐心聲，訴說他們的不幸，並在艱難時刻尋求支持。當災難發生，例如先前日本遭遇的海嘯、颶風桑迪，或是校園、工作場所發生槍擊事件時，網絡社群會一同哀悼，並齊心採取行動。但除非我們一起努力減少網路上的投機、不道德及掠奪性行為，否則社群媒體的影響不會僅止於正面。

談談電子郵件

雖然社群媒體平台的興起急劇減少了人們對於電子郵件的使用，但短時間內這個聯繫管道不大可能消失。行銷專家們一致認為對所有公司來說，建立一份電子郵件名單是必要的。一份實在的電子郵件名單能讓你分享你的訊息、課程和服務，免於與社群媒體平台上鋪天蓋地的貼文競爭。

社群媒體為何重要？

或許你覺得社群網絡永遠與你無關，或許你尚未嘗試過，也或許你與許多人一樣，被無止盡的貼文、訊息、近況更新弄得疲憊不堪。好消息是，人際互動仍然是讓他人得知你近況的重要方式。實際上，面對面的相處是分享口碑最主要的管道，而非透過線上交談。

應該這麼說，社群媒體也是口碑行銷的一種方式，但根據《社群新經濟時代》

（*Socialnomics*）作者艾瑞克・奎爾曼（Erik Qualman）的說法，這是種吞了類固醇的口碑行銷。他說：「原本私人間的口耳相傳，已變為口碑傳天下。」過去，我曾跟瑜伽老師們說，即便他們真的因為不想上網而遠離社群媒體，也能成功地經營瑜伽事業。但最近，我的想法有了改變。在今日，世界上有百分之五十的人口不到三十歲，百分之九十六的千禧世代使用社群媒體，他們寧可喪失聽力，也不願拋棄科技！

這意味著在龐大的潛在瑜伽學生中，絕大多數選擇了擁抱社群媒體作為他們生活的方式。根據奎爾曼的說法，臉書擁有廣大的用戶，其「人口規模」甚至比中國還大，而IG和推特則緊追在後。明顯地，社群媒體並非喧鬧一時的流行，而是自工業革命以來，改變社會的最大發明。除非你特別想針對某個人數比較有限的族群授課，否則我的建議是，投身躍入這股潮流，擁抱社群媒體。

對瑜伽老師來說，社群媒體——不論是哪個平台——提供了兩個極其重要的功能：

1. **溝通：**在課與課之間與學生保持與瑜伽相關的對話，並打造自己成為業界的意見領袖
2. **行銷：**幫助學生找到你，並參與你的課程

傳單或電子報等老派方式想做的也是同樣的事，但新平台讓這件事發生的速度更快，可能觸及的受眾也比過去更多。社群網絡僅是另一個我們用來溝通聯繫的管道。在社群媒體平台上，你能夠與學生對話，他們能在課堂之間向你提問。你可以看到他們孩子的相片，以及日常開心參與的活動，而他們也能進一步了解你。這將為你與學生之間帶來更豐富、更有活力，最終走向更為私人的深刻連結。

面對恐懼：並繼續前進

如果你對於在社群媒體上現身感到躊躇不定，問問你自己，為什麼？是因為缺乏技術上的能力嗎？還是你覺得自己不夠格出現在眾人面前？或許某種程度上，你的確害怕自己獲得成功？也或許你尚未對瑜伽老師這個角色作出承諾，並全心投入經營自己的瑜伽事業？

去看見恐懼背後的源頭。覺察恐懼，是跨越恐懼的唯一方法——並自面對恐懼的過程中，汲取引領你走向成功教學職涯的力量。

有許多人會因貼文收到的「讚」不如預期而感到自尊受傷，又或者帳號的追蹤人數呈龜速成長，而其他老師的粉絲數量卻幾乎每個月都翻倍。就如同許多事情一樣，一旦執著於數量，你會失去看見實相的能力。真實的情況是，你是個好人，是個有天賦的瑜伽老師，你關心別人，有許多部分能與他人分享——不論你在社群媒體上的統計資料看起來長什麼樣子！給自己一個深呼吸，打從內心深處給自己正確評價、榮耀自己。記住，你生而偉大，並身負使命。

社群媒體四C

還記得我們在第五章中提過的行銷五P嗎？包括了產品、價格、地點、推廣和定位。針對社群媒體的特性，行銷專家們另外提出了四C：內容（content）、連結（connecting）、社群（community）以及精選訊息（curating）。讓我們進一步了解細節。

內容

分享有價值的內容，是創造社群媒體互動的關鍵。你所貼的內容是否符合目標受眾的興趣、需求及欲望？關於瑜伽，你有哪些洞見能與他們分享的呢？

連結

保持對話、聆聽，並迅速回覆學生於社群媒體上的留言。你的追蹤者想要與你互動，自你身上學習，如果你能為他們帶來滋養，他們更可能忠於你的品牌。

為了與學生保持連結，你要思考運用哪一個社群媒體平台進行互動會比較合適。不知是幸或不幸，瑜伽學生會出現在各種平台上。最廣泛使用的是臉書、IG、推特以及Snapchat，但特定類型的客戶可能會使用其他平台，因此你必須同時經營好幾種社群媒體平台。為了清楚每個人選擇平台的取向，你可以在你的社群裡進行調查！

社群

社群媒體上的論壇不僅讓同儕之間得以互相溝通，也讓一般人與思想領袖之間有交流意見的機會。民眾會在論壇中針對他們的興趣、議題以及需求尋求專家或其他人的協助。你可以透過臉書社團或部落格的留言區，為你的學生建立論壇，這是以瑜伽練習為核心打造並維持社群的絕佳方式。

精選訊息

就好比策展人需管理藝廊中的參展物件，當靜態圖像與動態影片佔據了整個社群媒體版面，如何精選出合適的內容更顯重要。舉例來說，IG使用者會努力地在自己的相冊中以調和一致的風格或色彩呈現相片。除了確認你的貼文呈現方式充滿美感之外，另一個重點，是幫你的目標受眾精選內容。因此版面上絕大多數的貼文所提供的是洞見、有用的資訊與連結，及有趣的相片與影片，而非都用來宣傳課程。

社群媒體基礎

如果你已準備投入社群媒體的懷抱，可以考慮報名社群媒體的線上課程，藉此磨練相關技能。Coursera.com上有提供一些社群媒體課程，是幫助我與時俱進的資源。你也可以透過閱讀關於不同平台的討論文章，來掌握最新趨勢與脈動。詢問你的同儕、學生、朋友和家人他們使用哪些平台，以及如何使用。他們樂於看到哪些內容，哪些則會引起反感。

有些使用社群媒體平台的小撇步，能大幅增加你的貼文及事業的曝光度。我們會在之後針對個別平台深入討論，但以下的基本原則能運用在所有的社群媒體平台上：

- 穩定發文。如果你已決定要大膽投身社群媒體平台，就讓自己保持活躍。擁有一個過時或沒在使用的社群網絡帳號，就好比擁有八百支電話號碼，但沒有一支打得通。規畫一份你能堅持執行、於各平台發文的行程。如果你一天能在特定平台上發三篇文，非常棒！但如果做不到，就安排實際可行的發文頻率，讓你的追蹤者持續保持關注。
- 保持內容簡短。雖然有許多人仍會讀長篇小說和雜誌專題報導，但我們期待網路上的訊息能夠簡短且容易親近。微網誌（microblogging）已經是臉書和IG上的常見現象。內文加上相片標題的呈現方式，就像是迷你部落格。
- 提供優質的內容。如果你能持續提供有用且相關的內容，不論是透過自己創作，抑或分享自其他來源，你的追蹤者都會將你的頁面視為一種資源。
- 精選你的貼文。貼文的內容應與你的使命及核心價值一致。這會一次次地強化你的品牌形象。
- 謹慎推銷。雖然你的貼文可以僅與活動和課程有關，但這種行銷相關的貼文通常不會有太多互動，也可能導致解除追蹤。以臉書為例，缺乏互動成效的貼文在臉書的演算法中，會對你的頁面評分帶來負面影響，造成貼文的能見度變得愈來愈低。相反地，以內容為導向的貼文能提升與受眾的互動成效，也會讓你的頁面擁有比較高的評分。當有一天你想行銷自己的課程時，群眾才收得到訊息！

- 讓分享便利化。開啟公開分享鍵，或是預設網站與部落格的文章可供公開分享，這樣別人才能轉發你的內容。讓你的貼文與圖片被分享、按讚、轉發推文（retweet）或再次釘選（repin），是讓受眾得以接觸到訊息的關鍵。接觸到訊息的人愈多，就有愈多人知道你正在做些很棒的事！
- 保有樂趣！社群媒體的本質是社交與聯繫。如果你能熱衷在社群網絡上與人互動，貼文會有更好的成效。這是散播你對瑜伽的熱愛的大好機會。

受瑜伽人歡迎的社群媒體平台

領英（LinkedIn）

領英並非純粹的社群網絡工具，更是職場上的社交平台。在上頭放上詳細的個人簡介，相當於最好的線上履歷表，讓同領域的人士可以隨時觀看。如果你想被視為瑜伽專業人士，沒有比這更重要的社交平台了。領英提供社團功能，瑜伽老師們可以在此就專業上彼此合作。更重要的是，這是接觸到人資部門主管的關鍵平台，他們能幫你推廣公司課。這個平台也很適合讓大家認識到瑜伽能為辦公室員工帶來的助益。

臉書

如果使用臉書對你來說還算自在，也想透過這個平台幫自己打造教學職涯，我們會建議在個人頁面之外，另設商業用粉絲專頁。

為了加入臉書，每個人需先申請個人帳號頁面。你能在此將生活的點滴與你臉書上的好友分享。至於哪些人能成為你好友，則由你決定。由於好友人數的上限為五千人，因此許多小型公司老闆也將個人頁面作為商業用途，並把客戶加為好友。然而，這樣的做法得非常留意審查貼文的內容——不論是你自己的貼文，或來自朋友的貼文。如果有人貼了你昨晚在舞會上讓人感到尷尬的相片，或是不堪回首的高中畢業照，你的瑜伽學生們也會見到！因此，你的個人頁面最好純粹作為個人使用，僅有真實生活中的朋友與家人，才將他們加為好友，而非客戶，或朋友的朋友。

由於臉書不希望你用個人頁面來行銷事業，因此商家必須針對商業用途另建一個粉絲專頁。商用粉專可以有無數個「讚」（或者過去稱之為「粉絲」）。每個對你頁面按「讚」的人都能看到發布的內容，因此你在粉專上的發文必須審慎。

臉書小祕訣

- 開始按其他商家或同行的粉專「讚」，特別是那些服務受眾與你很相似的粉專。
- 自動態消息中查看你按讚粉專的貼文，並讓自己習慣在上面留言、按讚並分享他們的貼文。這麼做能增加你的能見度，意味著這些粉專追蹤者可能也會對你的頁面按讚，特別是如果你在留言裡提供有洞見的想法、展現幽默，或者分享有用的資訊。
- 用臉書的活動頁面產生器來建立活動頁面，展示你的研習課、初學者專班、瑜伽僻靜營，以及其他課程。頁面內容包括活動相關細節，並說明為何應該參加活動。活動頁面讓群眾有機會認識活動，並與其他參與者互動。這個方式最大的缺點是，你僅能邀請你的臉書好友（也就是你個人頁面上的好友）參加活動。因此為了讓粉專上的追蹤者收到你的訊息，你得將活動貼在你的頁面上，或分享到你參加的相關臉書社團中，請他們點選活動頁面，並回覆是否參加。有受到邀請或回覆參與意願的人，比較能確保活動頁面上的貼文會出現在他們的動態消息中。

你或許已經留意到，臉書不斷在修改它的演算法。除非你的貼文充滿互動，否則不會出現在別人的動態消息上，這點令許多人感到沮喪。正如之前所提，相較於內容比較個人化的貼文，行銷貼文的互動程度一般來說沒那麼好，且臉書對此相當清楚。因此，他們得以強迫商家加強推廣貼文，透過付費換取貼文出現在其他人的動態消息上。因此，活動頁面是個有效的變通方法。

- 別害羞。沒有人被強迫看你的頁面，所以你不用覺得自己正在勉強別人，或對別人濫發訊息。然而，留心觀察社群媒體的四C，並精選你的貼文，將焦點放在內容，而非一味促銷。

臉書與我

我二〇〇九年開始使用臉書時，算是比較晚才加入這場遊戲。最初，我整整「潛水」了一個月，因為我很害怕別人看到我，或與我互動。即便我在瑜伽圈已有一定知名度，我仍對此感到害羞。對我來說，這是種全新的交流模式，我不清楚貼文或留言之後會發生什麼結果。我已經被鋪天蓋地的電子郵件給淹沒，不希望負荷變得更多。

我以嬰兒學步的速度學習如何與大家互動，並發現自己享受著與學生及其他人之間的連結。最終，我發現到收件箱裡的電子郵件數量開始往下掉，因為我能透過臉書輕易地與更多人交流。這「確實」是另一種與他人連結的方式——通常較為精簡，也沒那麼正式，但仍是種連結，且可以非常有趣。

IG

你或許已經對ＩＧ相當熟悉：它讓你將相片和影片放在網路上，運用濾鏡加以修飾，讓畫面看起來有點老派拍立得的味道，或是像自柯達底片機拍出來的相片。ＩＧ也能做到市場上熱門修圖軟體所提供的各種酷炫效果。你可以用各式各樣的主題標籤（hashtag）將影像分類，讓這些影像出現在用戶的搜尋結果中。

這種高度視覺化的社群媒體平台受到瑜伽愛好者熱烈歡迎，上頭有著大量來自世界各地瑜伽練習者上傳的體位法相片，其中許多體位法極具創意，甚至非常進階。對於是否該在網路上自我推銷這個議題，瑜伽圈內有著不同的聲音，而IG現象恰好提供了一個很好的討論案例。看到這些影像的人可能會問：「這些不可思議的進階瑜伽自拍照究竟造就了什麼？」或者「我練瑜伽，一定也得那麼做嗎？」

該如何運用IG幫助自己經營瑜伽事業？關鍵在於用影像說故事——敘說關於你如何教學、你是怎麼樣的人、你的品牌故事、授課對象，及授課地點。自客戶的角度出發，想想如何透過一張相片，讓他們知道你所提供的服務？

IG小祕訣

- 拍攝上課環境，上傳到IG上。
- 提供一些後台花絮。舉例來說，來張正在為課程做準備的相片——攤開書本，一旁的筆記本上畫著排序小人圖，而你正以簡易坐姿（sukasana）坐在瑜伽墊上。

- 記錄教學場景，畫面裡有學生出現。（在貼出學生的相片前，記得徵得他們明確的同意。）
- 外出旅行時（特別是為了參與師資培訓、研習課或瑜伽僻靜營），分享整趟旅程的相片，帶著網路上的受眾一同旅行！
- 使用相關、特定的主題標籤。研究哪些主題標籤正在火紅（意思是現在很流行，搜尋時會出現大量影像），並用在相關的相片中。

關於社群媒體瑜伽網紅的一些想法

在我撰寫這本書時，有個新現象正在瑜伽圈發生：「IG瑜伽名人」（Insta-famous yogi），或者IG瑜伽網紅。包括瑜伽愛好者、新手瑜伽老師，以及資深老師都投身這股IG浪潮，將他們練習的相片與影片上傳至網路——身體一個比一個柔軟，也愈來愈像雜技。這些影像充滿藝術感，通常於美麗的背景下拍攝，例如有著天藍色海水的沙灘、山頂，或是充滿張力的城市地景。

從好的一面來看，這些分享讓全球瑜伽社群緊密相連，真實生活中的友誼因共同話題得以更加凝聚，許多人被這些貼文啟發，而決定開始嘗試瑜伽。IG提供了一個分享點子、價值，和生命故事的平台。

然而，就跟其他用戶一樣，瑜伽人也利用了過度修飾的濾鏡軟體，除了讓相片瞬間充滿美感，還加上肌膚平滑、牙齒美白，甚至重塑身形的效果。只要穿得愈少，身體折得愈厲害，就會有愈多的追蹤者，你也因此變得愈有名氣。

企圖打入瑜伽圈的品牌廠商願意支付這些網紅大筆費用，請他們為產品發文。有些瑜伽老師透過IG所賺取的業配費，甚至比教學的收入還多，乃至於出現了一些爭論！這些老師究竟是將帳號作為一種廣告空間賣給廠商，還是真心想向大家分享自己代言的產品呢？

如果從更宏觀的角度思考，這些社群媒體網紅究竟會給瑜伽圈帶來怎麼樣的衝擊——特別是瑜伽行者應具有的「學生素養」（studentship）？易受影響的瑜伽人開始將擁有網路名聲及廣大追蹤者的「瑜伽網紅」，與優秀的瑜伽行者及教學者混為一談。但瑜伽網紅不必然等同於受過良好教育、有經驗、有智慧、能力嫻熟，或是具備專業能力；他們也無法取代透過經年累月學習、堅忍不懈才得以成就的瑜伽行者。你是什麼樣的學生，決定了你是什麼樣的老師。

推特

熟悉推特的使用者會告訴你，推特的強項並不在於推文內容，而是將你與其他受眾連結的能力。目前推文（tweet）的長度限制在一百四十字，因此推特上的訊息相當簡單明瞭。

推特在商業上真正的力量來自於有人讀了追蹤者的推文，再分享轉發出去。舉例來說，你在推文中寫了關於瑜伽的想法，某位擁有廣大推特追蹤者的人讀了你的推文而轉發推文。這意味著你的推文不僅會出現在自己的既有追蹤者面前，還會在其他人的推特牆面上曝光。這種情形發生愈多次，你的推文曝光度就愈高，也會有更多人在推特上追蹤你。這將帶來指數型的成長。

別將經營推特視為一種人氣比賽，而是把它視為一種商業工具。你有些東西想與他人分享。如果有愈多人追蹤你的推特帳號，就會有愈多人自你的分享中受益。切記，只有自願接收訊息的人才讀得到你在推特上發的推文，因此這些人是真心想與你保持接觸。

推特小祕訣

- 挑個簡短的名字作為你的推特帳號（handle）。如果可以的話，使用真名。

- 運用「清單」(List)功能讀取你所在意的人或組織所發的推文，包括提供有用內容的對象、朋友、家人、在地瑜伽同行、老師，以及你喜歡的公司。但追蹤的對象必須有所選擇，否則你收到的「雜訊」將多到令人難以忍受。
- 推特的字數上限為一百四十字。然而，你的推文最好限制在一百二十字以內，保留二十字的空間，讓其他想轉發推文的人得以運用。細心地編輯推文內容，讓推文顯得簡潔有力。
- 分享網址連結時，使用短網址服務，可將冗長的網址縮至二十字以內。這讓你還有一百字的空間針對連結內容寫一些想法。
- 推文的內容應與你的目標受眾有關，能引起他們注目。
- 分享生活中的快照，讓受眾知道正發生些什麼事，他們才能一窺你的生活點滴。
- 每一位推特追蹤者都希望有所收穫。透過穩定提供有價值的資訊，給予建議與鼓勵，來與你的追蹤者保持接觸。這麼做能樹立你在這一行的專家地位。記得回覆私人訊息並用@標註你的留言，這提醒了我們在每個推特帳號背後都是真實存在的人，我們可以給予他們協助、建議、支持，並回答活動的相關問題。隨著追蹤你的人愈來愈多，你可能很難回覆每則推文，但給自己留一些時間盡可能回覆，有助於留住現有的追蹤者。

- 規律地留意「提及動態」(mentions feed)，確認是否有人傳送推文給你，或是在推文中提及你。回覆提及你的每個人，並感謝他們。如果被問到瑜伽相關問題，則提供你的建議。
- 推特的搜尋功能是你的好友，搜尋欄位在Twitter.com頁面的最上方。用這個功能來搜尋瑜伽相關的關鍵字，藉此找到其他使用者，並與他們互動。你會很快交到朋友，其中某些交流甚至能進一步帶來好機會！上述的發生都自一個回覆開始，而回覆推文可能花不到三十秒鐘。
- 如果你是推特的重度使用者，我們強烈推薦使用Hootsuite或Buffer等管理工具，幫助你排程及最佳化推文。
- 請記得，你愈常轉發別人的推文，自己被轉發推文的機率也會愈高，這會讓你有機會觸及既有追蹤者以外的族群。

我本來想繼續介紹Pinterest，它本質上是個巨大的線上佈告欄，你可以將自己感興趣的影像「釘」(pin)在上頭與別人分享。還有Snapchat，這是一種影片訊息軟體。但我相當清楚如果我繼續介紹不同的社群媒體平台，這一章將永遠無法結束。就讓我們在此止步，回到操作社群媒體的一般性建議，你可以將上述建議加以調整，運用在未來可能出現的新平台上。

在你的專業貼文中展現個人特質

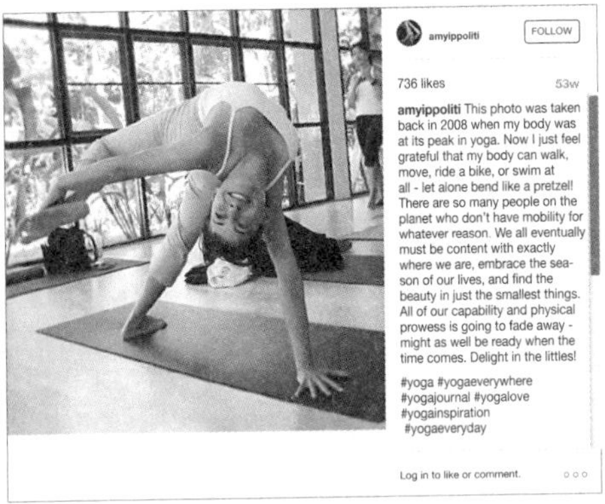

社群媒體改變了我們在專業上呈現自己的方式。正在觀望的學生可能期待在上課前，能從網路上透過推特推文或臉書動態更新來先認識教學者。或許你對於將部分的個人生活放上網路感到沒那麼自在，但這已是今日經營事業的方式之一。在我自己的公開貼文中，我會確定裡頭不會出現任何讓我感到後悔的字眼或圖片，但有些片段仍然可以與大家分享，包括我是怎麼樣的人、對什麼感興趣，以及可能啟發讀者的內容。舉例來說，本頁的照片是我在ＩＧ上的貼文，敘述這些年來我的練習如何演變。即便這不是一張專業的攝影照，但貼文內容既個人且真誠，因此互動程度比其他無關個人的貼文高出許多。

由於社群媒體的本質是互動式的雙向交流，因此我們可以從中得到有價值的資訊及珍貴的回饋。客戶與消費者能夠輕易地以公開方式分享正面回饋與感謝——不論是透過臉書上的「讚」，或更為清楚的五顆星評價。相對的，商家也更容易因負面評價，甚至是來自不滿意的客戶、競爭對手，或隨機型「黑特」（hater）的騷擾而受傷。資訊的透明度來到了有史以來的新高度——易受責難的程度也是——即便是小型商家也無法置身其外。不論是商家或瑜伽老師，都需要一些策略與方法，以優雅公開的方式來應對不滿意的客戶。

如何回應「黑特」

如果你發現有人在社群媒體平台上針對你或你的教學給予負評，以下建議的回應方式能讓你專業地化解危機。

1. 回覆表示已收到評論者的意見，這部分對我們相當重要，也非常歡迎。以優雅的態度回應。

2. 針對評論內容回應。如果對方對於你或某個部分有所誤解，禮貌地糾正錯誤。如果對方的評論聽起來站得住腳，那麼就坦承不是，如果必要的話予以道歉。如果你覺得雙方觀點有所不同，或是你不想繼續爭論下去，你可以暗示你部分同意，但部分不同意。

3. 祝福對方。在結束回應時，保持寬容與友善。忍住斥責他人的誘惑，或避免說出類似「如果你不喜歡我的貼文，那就解除追蹤！」之類的話。對我來說，這樣的回應透露出的是一種輕蔑態度，而非試圖與人對話。這麼做並未擁護對方發言和被傾聽的權益。冷靜、聚焦、和平的回覆態度會使你贏得其他讀者的支持，大聲斥責與辯駁則無可避免地讓人想解除追蹤。

有一回的瑜伽僻靜營，我發現一位學生身上的T恤印著：「祝你有一天，能過得像在臉書上佯裝得一樣好！」我不得不立即停下課程，將這段話唸給大家聽，並忍不住大笑。

決定在社群媒體平台上分享什麼，以及透過何種方式呈現，在拿捏上是件非常微妙的事。我們很容易假裝自己過著「棒透了」的生活，但正如上述T恤標語所暗示，現實生活中其實仍存在許多壓力，你的生活「棒透了」的程度，其實與其他人並無二致。除了不誠實之外，沒完沒了的正能量及自我推銷並不會帶來真誠的連結。（自顧自地過度分享個人隱私也不會。）真誠地做你自己！

雖然許多人選擇不在社群媒體的個人簡介中揭露過多資訊，但我堅持使用本名，並在簡介中放入近距離拍攝的大頭照。只要不偽裝，保持資訊透明並不是件難事。

總體來說，在社群媒體平台上盡可能保持真誠——包含你是什麼樣的人、提供哪些課程，以及你為何選擇這麼做。並記得，你並不需要分享或揭露超出你自在範圍以外的資訊。掌握好這些原則，你的社群媒體經營之路不大可能會犯什麼大錯。

第七章　培養良好的專業關係

瑜伽老師這個角色會接觸到不同對象，為了營造成功的教學職涯，我們需與不同對象建立良好的關係。對瑜伽老師來說，有一點須特別留意，那就是別將學生視為應該服伺老師或上師的信徒，而應視為付費的客戶——他們值得被關注，應當受到好好地培育與照顧。

就瑜伽教學來說，存在著七種主要關係：

1. 與至上的關係
2. 與自己的關係
3. 與家人及朋友的關係
4. 與個別學生之間的關係
5. 與教室員工及同事間的關係

6. 與社群網絡的關係
7. 與課堂學生及社群的關係

不論是為了尋求個人成長，抑或教學事業的發展，我們必須評估生命中各種關係的狀態，並詢問自己在這些關係中，是否有任何部分需要付予更多關注。這聽起來似乎有點陳腔濫調，但身為一個瑜伽人，自我探詢與持續成長至關重要。

讓我們進一步認識各種關係的意涵。

與至上的關係

當我們與至上連結時會受到更多啟發，教學時更能盡情揮灑。但每當我們陷入忙碌，這個關係往往被擱置一旁。在今日，有各式各樣的電子設備與社群媒體分散我們的注意力，拔掉插頭尋求片刻安寧已成奢望。當我感到自己與靈性失去連結時，我會增加冥想的時間及反復梵唱的次數、走出戶外，讓雙腳踩在草地上、點個蠟燭，或是記錄感恩日誌。重新恢復與至上之間的連結並不困難。

與自己的關係

瑜伽老師們被教導要以身作則照顧好自己，但他們往往未能貫徹落實。如果你承受的壓力比學生還大，很難擁有好的教學品質。一位我們師資培訓的畢業生曾描述，當她刻意拔掉插頭，有意識地增加自我照護的時間後，她的教學品質出現了戲劇性的改善。她的學生們留意到她身上發生的變化，並給予很正面的回饋。針對如何進行自我照護，第十一章會有更多的篇幅深入討論。

與家人及朋友的關係

身兼作者與演員雙重身分的本・斯泰因（Ben Stein）曾說：「親友關係好比肥沃的土壤，現實生活中所有的進展、成功與成就都自其中孕育而生。」你身邊最親近的朋友、愛人與家人對你的成長極其重要，這將是你瑜伽教學路上源源不絕的靈感來源。當這些關係被好好呵護時，你也為學生示範了維持良好親友關係的重要性。

為了確保你有特地保留時間照顧這些關係，你可以與另一半定期規畫約會之夜，安排固定陪伴孩子玩耍的時間，更常與外地朋友聯繫，並增加與朋友相聚的頻率。

與個別學生之間的關係

十多年前，在我教學生涯的初期，我每週在曼哈頓捲腹健身中心（Crunch Fitness）的地下室教授六十五位全心全意投入練習的紐約客。當時的我完全不知道這段健身房的因緣會帶來意義深遠、長達一輩子的連結。

每一週，我會提早抵達教室，並於課後留下來與學生談談天。有時是處理他們身上的損傷及療癒上碰到的議題，有時是回答瑜伽相關的問題——有時甚至僅是單純閒聊。一群人於課後圍坐一圈，往往一聊就是一個小時。在大部分的夜晚，我會於課後帶著學生們一起上樓來到吉瓦穆克提瑜伽中心（Jivamukti Yoga Center），一起聆聽克里希納・達斯（Krishna Das）每週於紐約引領的瑜伽梵唱（kirtan）的尾聲。我們一邊唱著，一邊搖擺，進行神聖儀式，並欣喜地將水果沙拉奉獻給神明。

我至今仍然與當時結識的許多學生保持聯繫。有些人後來參加瑜伽僻靜營，跟著我一起到陌生美麗的地方旅行。也有一些人後來成為優秀的瑜伽老師。

這樣的學生會成為你的忠實支持者，幫你推薦課程，並圍繞著彼此共同的興趣——「瑜伽」，一同打造充滿著愛的社群。

與教室員工及同事間的關係

對於健身房與教室的員工，你是否和藹地對待他們？交談時語帶尊重？我的意思並不是要你表現得有如聖人一般仁慈，但我會盡量讓自己對這些同事保持友善與體恤。這不僅與我對自己的觀感有關，也會讓彼此共事時變得更容易，進而提升教學品質。

我聽聞過許多發生在健身房裡瑜伽老師的故事，包括做人處事時覺得自己享有特權、自以為是菁英份子、自命不凡、因課程的特殊需求而提出唐突的要求，彷彿整間健身房只有她懂瑜伽。想想看，這些老師教課時能獲得多少協助？

由於瑜伽人常常窩在自己的社群裡練習，因此容易出現我稱之為「眼中只有瑜伽」（yoga tunnel vision）的情形。然而，就像其他事情一樣，練瑜伽也可能過於狂熱，乃至於有些練習者無法與「非瑜伽人」相處！但瑜伽的本質，不正是關乎連結嗎？

保持禮貌、對他人感到好奇、和藹可親、樂於助人、慷慨、熱情，以及敏感，這些態度有助於推廣瑜伽在靈性、情緒和身體上的益處，也能促進瑜伽於主流社會中繼續成長。下面提供一些訣竅，幫助我們在健身房或教室與同事們建立良好關係。

- **試著認識其他也在健身房或教室裡授課的老師**，並參與他們的課程。從其他瑜伽老師身上學習，是瑜伽練習重要的一環。而參與健身房裡的健身課程，則能在身體健康方面提供你不同的想法，並幫助你與其他老師建立良好關係。
- **盡量參與健身房或教室舉辦的會議及社交活動**——即便你已經非常忙碌。在工作場合的會議及聚會中現身能帶來兩種重要效果：第一，幫助你認識團隊，進而成為團隊的一份子；第二，增加你在管理者與學生面前的能見度。當管理者看到你融入健身房或教室時，會比較容易想起你的名字——例如當有學生詢問該上誰的課，又或者館方正在找能配合婚姻派對這類特殊活動的老師時。參加教室活動讓你有機會認識教室現有的學生，也讓潛在的新學生有機會認識你。
- **保持與員工及同事之間的溝通管道通暢**。不論你是教室老闆/管理者或員工，多與一起共事的人聊聊天。談談你的需求、目標、願景、回饋，甚至委屈。別讓不滿一直累積，到最後沒人願意嘗試解決問題。

- **在問題發生之前就預先建立溝通管道**，以維持良好溝通。舉例來說，如果你在某間教室教課，跟老闆聊聊如何處理課程事務，或分享當遇到難搞的學生時你如何應對。在還沒有什麼問題發生時就預先建立起對話機制，當有一天真的需要討論棘手的議題，溝通才能順暢。
- **對其他派別的瑜伽老師保持友善**。身為瑜伽老師，說別的老師，或其他瑜伽派別的壞話不是什麼體面的事。別這麼做，否則你給人的感覺也好不到哪裡。相反的，將不同意見視為一種契機，利用機會聽聽其他的觀點，並自其中學習。
- **如果你不喜歡某件事，就提出解決方案**。如果你被授課地點的某些事情搞得心煩意亂，直接針對問題的源頭，或找到負責人，向他們陳述問題，並試圖找出解決方案。如果你這麼做，就不會被視為只會說閒話或流於抱怨。
- **當「貢獻者」(go-giver)，而非「收割者」(go-getter)**。收割者走進教室，教完一堂課，然後拍拍屁股走人。而貢獻者走進教室，會詢問是否有能幫上忙的地方？有沒有即將舉辦的活動，需要在課堂上向學生公布？課程結束後，他會幫忙摺毯子、收納輔具、吹熄蠟燭，並收拾遺留在教室裡的水瓶與紙巾。

別認為這些事不關己，你的付出會增加教室對你的好感。當教室管理者看到你一同協助教室時，只要有機會，更願意將主要教學時段交給你經營。

第八章　做好財務管理

不論你喜歡與否，財務都是身為一位瑜伽老師無可規避的議題。有幸的是，我們可以試著以符合願景及核心價值的方式管理財務。當我們為自己的事業做好財務管理，便能穩定支付帳單，免於擔心生計，並打造出在分享瑜伽益處的同時，還能貫徹自己信念與核心價值的成功事業。

不論是否有意識到，對金錢的擔憂都會影響到你的教學品質。它會造成你無法專注，時時備感壓力，擔心今天出現在教室裡的學生人數，而非專注於照顧好課程的品質。當你為了達到收支平衡而接太多課，乃至於超出自在掌控的範圍時，你的注意力會變得渙散，教學缺乏條理，最終，對金錢的不安會消磨你教學的熱情。若你因而開始懷疑自己究竟是否能透過教學謀生，連自尊都受到了傷害。

這一章會透過一些策略，向你說明如何做好財務管理。你可能覺得自己缺乏足夠的時間承擔財務上的職責，或沒有多餘的金錢支付財務服務的費用。然而，我們發現絕大部分對未來有妥善規畫的瑜伽老師在賺取到可觀收入前，皆已預先設立好適當完善的財務系統。

讓我們從基礎概念談起。

- **打造一個財務團隊**。這個團隊理想上應包含簿記師、會計師，及（或）財務顧問。
- **設立商業實體**。雖然你能以個人名義教授瑜伽，並收取報酬，但考量到你個人的財務運作與長期事業規畫，會建議你另外設立一個獨立的商業實體。在美國，你有幾個選項，有經驗的稅務顧問或會計師能協助你決定哪個選項最合適。
- **為你的瑜伽教學事業設立專用的銀行帳戶**。許多瑜伽老師直接將教學賺取的收入存入個人帳戶，但如果你打算榮耀自己的教學，並嚴肅看待自己的事業，就必須畫立清楚的界線，其中一個方式是為自己的事業設立專用的獨立帳戶。你可以與財務顧問進一步討論設立帳戶的最佳方式。
- **優先支付自己薪水！**根據我讀過的所有商業刊物，以及跟許多健康領域企業家交談的經驗中，我發現顯而易見地，絕大部分的成功人士都會優先支付薪水給自己。這不必然如字面所示，你得為自己開一張支票，而是你應將一部分的事業營收，指定作為自己努力工作的合理報酬。當然，如果你經營一間瑜伽教室，或雇用其他員工，你得為租金、薪資和其他費用提撥預算，但這並不意味著你可以因此虧待自己。

- **每個月存點錢。**應優先支付薪水給自己的其中一個原因，是你得以透過穩定儲蓄來投資自己。看到儲蓄或投資戶頭裡的數字成長是令人感到非常欣慰的事。當存款增加，你的信心也會跟著增加！養成儲蓄習慣的最好方式，是設定每月自動撥款至你的儲蓄帳戶。

  一開始，我會建議提撥至少百分之十的教學收入作為儲蓄。當你手中有帳單必須支付，這樣的存款比例聽起來可能讓人望之卻步。但是，再次強調，這是許多成功老師及領導者所使用的策略——即便他們的事業才剛開始起步。我發現，一旦開始為自己存錢，總會找到方法賺到足以支付帳單的收入。這本書所提供的所有練習，都是設計來幫助你增加收入的！要相信自己做得到！

保險

瑜伽老師需要兩種保險：給自己及扶養親屬的「健康保險」，和萬一課堂上發生不幸，用來保護自己的「責任保險」。

健康保險

如果你居住的國家有提供健保補助，你也因此已經投保，請對此保持感恩，然後跳過這個主題！但如果你住在美國，請繼續讀下去。

當我得知美國有許多瑜伽老師並未投保健康險時，感到非常吃驚。他們覺得自己負擔不起每月的保費。或許練瑜伽並過著健康的生活型態能讓你遠離疾病，但沒有人能保證永遠如此。就像母親總會叨唸的，萬一你發生車禍，無法支付醫療費用時該怎麼辦？你曾見過瑜伽社群籌辦的醫療基金募款活動嗎？這些活動通常是為了協助某位無法支付醫療費用的瑜伽老師，因為他沒有健康保險。

根據你在美國所居住的區域，也許可以找到平價醫療法案（Affordable Care Act）（俗稱「歐巴馬健保」〔Obamacare〕）所提供的健保方案，這些保單的費用比較容易負擔。

如果手頭真的很緊，就找一張承保範圍有涵蓋重大健康事件的保單。別擔心，你會找出支付保費的方式的。

如果你已經有健保，請仔細確認承保範圍，確定自己完全了解保單內容。舉例來說，我有一位從事私人教練的朋友發生了雪上摩托車車禍，住院花了很大一筆錢。雖然他的健保保單提供完整的保障，但就是未涵蓋到這類型的意外，而我的朋友也沒留意到。由於他的工作性質就跟瑜伽老師一樣，需要手觸調整學生，必須出席課堂，而車禍讓他無法重回工作崗位賺取自己的醫療費用，結果，他損失了一切。別將自己置於這樣的風險之下——為健保保單存點錢，並細讀保單上的每一條條文。

責任保險

大多數瑜伽老師不願相信學生會對自己提出訴訟，就過往的經驗來看，絕大部分學生也的確不會這麼做。理論上，在適任的教學下，瑜伽其實是非常安全的身體活動。然而，偶爾仍會發生瑜伽老師得面對責任訴訟的情形。二〇〇九年，一位學生對科羅拉多州波德郡一間著名瑜伽教室提出訴訟，聲稱自己因教室裡某位老師的手觸調整，而出現永久性的損傷。後來這間教室與老師在責任保險的保護之下，免於承受財務上的災難。

相較於每回教課時得下意識地擔憂是否會造成損傷，或面對如噩夢般的潛在訴訟威脅，責任保險的費用其實一點都不貴。

有許多地方都有提供商業責任保險。例如《瑜伽雜誌》有與大型保險公司合作，提供了一份叫做〈瑜伽雜誌教師附加保單〉（Yoga Journal Teachers Plus）的責任保單。在我撰寫本書時，這份保單的保費一年不到兩百元美金。

責任豁免

瑜伽教室通常會要求所有新生簽署責任豁免聲明或免責同意書。如果你是自己在外面其他地方開課，那麼你就必須請學生簽署責任豁免聲明。最好諮詢一下律師，擬定一份標準的責任豁免聲明，讓學生在上課前簽署，作為責任保險保單之外另一個保護自己的措施。

奉獻與服務

慈善奉獻這個主題也屬於財務管理這個章節嗎？對瑜伽老師來說，答案是肯定的。

擔任志工、參與慈善活動，或者「服務」（seva，在梵文中意指無私的服務）是瑜伽相當重要的一部分。除此之外，另一個附加好處是，在慈善奉獻的過程中會啟發你的教學靈感。服務的美好，不僅在於協助了他人，同時也強化了你的自尊——這會讓你成為更好的老師。下面僅列舉幾項當你參與某種「服務」時，會獲得的好處：

- 教我們懂得謙卑
- 獲得啟發，讓我們對瑜伽老師的意義有更深一層的理解
- 服務是建立社群及連結的好方式
- 你的教學因此有了更多意義
- 你會因此變得更加豐盛，富有能量。因為宇宙知道你正在回饋這個世界，代表你已準備好接收更多
- 讓你感到振奮，因為你知道自己有益於他人

回饋世界對於人的存在十分重要。在我祖母離世前的最後幾個月，每當她出發去安養院，總會給每個人溫暖的擁抱，並親切致意。這是她回饋世界的方式，即便此時她的

狀態已非常虛弱，病痛纏身。直到有一天，她說話開始變得困難，也無法將手繞過他人，我想，她已做好離開世界的準備。那感覺彷彿是她已無可回饋，能做的都已經了結。三天後，她離開了世界。

在服務的過程中，我們感受到自己有所貢獻，看見自己存在的價值。當「服務」成為生活的一部分，它會是賦予我們深刻動機與靈感的泉源，我們也因此多了許多精彩軼事得以與學生分享。當我們因給予而感到自己有能時，影響的層面不僅反映在教學上，也會呈現在其他面向，學生會感受到你備受激勵與鼓舞的狀態。

第三部

妥善教學的技巧

第九章　課程規畫與備課

好的教學，來自於好的教學「容器」！在梵文中，是用dharana來描述容器這個概念——容器承載著你放進裡頭的內容物。我們想在教學容器中放入「接受優秀的培訓」、「嫻熟的教學技能」等重要成分，但除此之外，我們還需要加入「扎實的備課」，及「條理分明的課程規畫」。

不難理解學生們為何喜歡備課充分的老師：老師記得前一堂課教授的內容，並以既有的累積為基礎繼續堆疊；老師也熟悉規律出現在課堂上的學生，知道每位學生身上須留意的地方，和他們個別的弱項；老師的課程進行節奏平穩，有流暢的排序、有助益的口令，和有趣的主題及軼事。有條理、有組織的備課方式，也讓老師在設計課程時有充分的心理空間（mental space），讓課程不論是對自己或對學生來說，都饒富新意。

然而，在最近針對受訓中師資所做的調查結果中，泰洛與我發現，僅有百分之二十二的學員認為自己總能備課完善。究竟是什麼樣的挑戰，讓瑜伽老師不容易做好備課？

下面提供一些方向，幫助你釐清問題，並加以克服。

製作一張出門清單

把每天教課用到的東西列成清單，出門前再次確認，才不會忘記攜帶重要物品。我的清單品項包括教學會用到的工具：課程設計表、教學活頁夾、音樂、丁夏（將學生自攤屍式〔savasana〕喚醒），如果需要的話，還會帶瑜伽墊與及冥想坐墊。有時我也會提醒自己準備講義或小禮物給學生。除此之外，我會帶一些行銷用品在身上，例如電子郵件登記表、招生明信片及名片。確認清單這個建議看起來平凡無奇，甚至有點繁瑣，但就像飛行員不論飛了多少次，在起飛前都得完成「飛行前三百六十度檢查」（preflight checklist）。回想一下，有多少次你跑到雜貨店想買三件東西，結果帶了十件東西回家後，發現其實原本的三件中只有一件是真正想買的？

準備教學活頁夾

我很喜歡自己的教學活頁夾，它讓我的教學不斷注入新意，並充滿啟發。活頁夾可以用來存放你的點子、教學筆記、火柴人排序、客戶記錄、課程主題，及對瑜伽哲學或生活的想法。

你可以用老派的三環活頁夾，或在電子設備上建立教學活頁夾。不論你選擇哪種方式，都應該要能隨身攜帶，並方便於課堂中使用參考。我至今仍然使用紙筆，因為這麼做能讓我放慢速度，回歸基礎。即便你是平板或電腦的死忠愛好者，偶爾仍可以拿筆寫下來，看看這麼做能否激發不同的思路。

教學活頁夾能方便你隨手汲取所有的點子。如果有一天你欠缺靈感，只要打開教學活頁夾，就能找到課程的方向。

我建議教學活頁夾中應包含以下幾個部分：

使命宣言

你的使命宣言應優先放入教學活頁夾，實際上，它是整本活頁夾裡最重要的部分

（參考頁七十二）！你可以將所有的靈感記錄在這裡。我無法告訴你究竟有多少次，我在教課前腦中一片混沌，不知該教什麼。每當我問著自己：「我為何想要教學？」然後再翻開自己的使命宣言時，總會靈光乍現，知道接下來課程的走向。

核心價值

將你之前找出的核心價值列表（參考頁六十三）放入這部分，方便你隨手取得。

預先排練

如果你的瑜伽教學風格不僅於身體方面的指導——比如說，你會圍繞特定主題設計課程，又或者課堂中會帶入瑜伽哲學的概念——那麼你的分享就必須真誠不做作、簡單明瞭，讓學生容易與自己的生活產生連結，如此才不會讓人感到矯飾，或聽起來假假的。如果你在上課之前，能先將自己預計要說的內容講給朋友或其他重要的人聽，並聽聽他們的回饋，課堂上的分享會更令人印象深刻，也更為真誠。

省思或趣聞

瑜伽課之所以有別於其他運動的原因之一，是瑜伽老師常會在課程一開始、或課程進行中帶入發人省思的分享。學生們通常喜歡聽老師訴說個人故事，或者針對特定主題的洞見，例如「持戒」與「精進」、「三德」(gunas)，或「層鞘」(koshas)。分享內容時，保持真誠、聚焦而且簡潔相當重要，否則這些分享反倒會讓學生受擾，而非受到啟發。持續地記錄你對這個世界的洞察及腦海中浮現的隱喻，將它們存放入教學活頁夾中。在上課前或課程進行中翻閱這些珍貴的收藏，能讓你以自己的風格給出令人印象深刻的分享。

課程主題

將持續累積中的「課程主題構想清單」(下一章會討論更多細節）放入這部分。當你為下堂課備課時，瀏覽這份清單是找到點子的絕佳方法。

課表設計

將你的課程設計收納在同一個地方會方便日後靈活運用。如果有一天，你真的沒時間設計新課程，你可以重複使用之前的課程設計，或將一份成功的課程設計用在另一批學生身上。你設計過的課程愈多，未來能利用的資源也就愈多。你可以參考這個章節後半段所提供的課程設計模板。

課程設計的資料庫也能幫你記錄自己教授過學生的內容。你也可以在裡面記錄下自己或其他老師上課時你所喜歡的排序。

如果你要去某個地方試教課程，或是感到緊張不安，就選擇你最喜歡的課程設計（你最能讓人驚豔的課），來幫助你提升信心，展現教學最好的一面。

重複是學習之母

有些老師覺得同一份課程設計教許多次，是一種欺瞞或懶惰的行為。當然，保持新意，提供學生不同的東西相當重要，但適當地重複是件好事。事實上，許多學生喜歡重複的內容，因為這讓他們有機會改善之前的練習。畢竟，瑜伽關乎「練習」！

引導口令

知道動作該怎麼做，也能完美示範，並不代表當你不在動作中時，仍能清楚引導學生練習。如果你事先寫下自己的教學口令，便有機會雕琢這些口令，並於課前加以排練。在課程結束後，你也可以將對學生成效最好的口令記錄下來。

如果你剛開始從事教學，而且教的是串連瑜伽，你可以藉此釐清何時該搭配吸氣，何時該搭配吐氣。當我第一次被要求教拜日式時，根本記不得拜日式裡哪些部分該吸氣、哪些該吐氣。於是在上場教課前，我把自己的拜日式口令寫成逐字稿，並搭配錄音帶練習。

如果你的引導口令涉及拗口的解剖順位術語，又或者你容易左右不分，預先寫在紙上能幫助你將口令清楚明確地說出口。簡潔的口令能協助學生進入正確姿勢，並提供他們流暢的課程體驗。

教個扭轉看看

即便是半魚王式（ardha matsyendrasana）這種看似簡單的扭轉，口令也可能相當複雜。為了說明這部分，比較一下以下兩組口令。

1.「好的。我們現在要將右腿跨過左膝，並讓腳掌踩在地上。接著讓左腿膝蓋彎，於是左腳會在臀部旁邊——我指的是右臀部。坐高坐直，接著向右轉，右手放在身後的地上，將左手肘塞在左膝的左邊——喔，等等，我指的是右膝。吸氣，脊椎打直，吐氣，向右轉，視線看向右側。」

2.「讓右腳跨過左膝，踩在地板上。左腿彎，腳跟靠近右臀。左手肘卡在右膝外側，右手放在身後。吸氣時，讓自己長高。吐氣時，向右轉，視線看向右肩。」

哪一種說法比較容易理解？第二組口令是事先寫下的，較為簡單明瞭。

串連流動

各式各樣的迷你串連流動（vinyasa flow，在完整課程排序裡比較簡短的排序）能讓課程變得有趣。把瑜伽墊當作實驗室，每個人都能在上頭想出新穎的排序。自己先練練看——而非課程進行到一半突然靈光乍現就丟給學生——能幫助你確保這些串連真的可行，練起來也優美。

充滿創意的迷你串連就如黃金般珍貴！把它們記錄下來，並歸檔在這部分。

格言

將你最喜歡的格言（來自知名作家、老師及藝術家）整理在這裡，並運用這些格言支持你的課程主題，為學生帶來啟發。如此一來，你的瑜伽課就不會僅流於單純的伸展。

你也可以依不同主題將名言錦句歸檔，例如愛自己、穿越難關、看見希望、賦能，以及正念等等。當你圍繞這些主題教授課程，便能夠輕易地找到合適的格言。

學生與客戶紀錄

記錄客戶課堂上的成就、遇到的挑戰，以及所做的練習。這不僅對團體課有幫助，更適合用在私人課上。因為私人課的上課間隔可能較長，很容易忘掉上堂課教的內容。

有用的動詞

所有的瑜伽口令都含有動詞，有些是依循字面上的意思，有些則是用來比喻。例如：延長、扎根、接地、往內收、往外延伸、融化等等詞彙，常被用來描述瑜伽的動作。

如果一直使用同樣的詞彙，很容易讓人感覺疲乏、了無新意。你可以透過閱讀、參與其他老師的課程或活動，甚至查閱同義詞辭典，準備一份「換句話說」清單，讓你能以不同的方式描述動作或排序。

有四大類動詞與瑜伽排序特別相關。以下提供範例，你可以運用這些詞彙為學生帶來更豐富的體驗。

一般性動詞：常用的詞彙包括：接地、延伸、擴張、膨脹、變寬、利用、吸引。

與水相關的動詞：當你授課的主題與水元素有關時，可以使用的動詞包括灌注、湧出、流動。

與光相關的動詞：如果你的課程主題與光有關——例如找到內在的光、看見隧道盡頭的光、成為照耀世界的光，可以使用的動詞包括：照耀、照射、散發、煥發、閃耀。

與聲音相關的動詞：如果課程主題與震動或脈動有關，可以使用的動詞包括：回響、共鳴、共振。

課程該規畫到什麼程度？

一堂課應預先規畫到什麼程度？你該堅持執行嚴謹的課程計畫嗎？還是依據你當下的心情、課堂上的氛圍，或偶發的靈感調整排序？以下提供正反兩方的觀點。

贊成依循計畫

依循計畫會讓你感到平穩，並給予你信心——對於剛出來教課的新手老師來說尤其如此。預先安排課程計畫的過程會讓你清楚這堂課要教什麼，並增加你「容器」的含量！學生們會很感謝你預先設想過課程走向。即便你希望授課時帶點彈性，甚至即興，預先做課程計畫也會提供你良好的備案，讓你有信心在課堂中進行實驗。萬一靈光一閃沒能成功，也能隨時回到原本的計畫。

反對依循計畫

過度黏著既有的課程計畫可能會讓你的教學顯得僵固，不易與現場的學生同在，也無法回應當下的需求。這麼做也阻絕了其他可能性，讓你無法順著「流」前進。

有些方式能在死板的計畫與毫無規則的混亂之間取得平衡。雖然我會建議無論如何都要有點計畫，但我也認為完善、有深度的備課應能讓你在情況有變時撇開計畫。教學時，將注意力放在教室現場，而非總是緊抓計畫不放。

要對自己的教學有信心！你為了規畫課程所投入的時間與心力，意味著即便教課時手中沒有筆記，該有的技能及知識仍在你腦海裡。

運用課程設計模板

利用模板備課能讓你預先考量所有課程相關元素，包括課程主題、動作的排序、想做的手觸調整、播放的音樂，以及課程進行的節奏。

一旦你運用模板編排過大約二十門課，便有了一套珍貴、可重複使用或可供改編的課程計畫。當你沒時間備課，或是因應在場學生特殊需求而須臨時改變計畫時，這些資源特別有幫助。即便已有多年教學經驗，我至今仍在使用下面的課程設計模板。

這裡提供的模板（因應書的尺寸有稍作調整）是多年來我為了規畫課程、設計排序，並掌控課程節奏所摸索出的結果。我想要有一個架構，讓我可以寫下一堂好的瑜伽課應注意的所有元素。在反復多次嘗試後，我將自己的概念與圖像藝術家溝通，而他設計出這個至今我仍在使用的模板。你可以以此為基礎創造屬於你自己的模板，或直接從90Monkey.com上找到可供下載的版本。

這個模板包含了兩個視覺元素：上方的鳥代表的是課程主題，而底部的波形則描繪課程的進展與流動。

我備課時通常會先決定課程主題，不論是身體上、抑或哲學上的。如果我選擇了一個身體主題，我會問自己想在課堂上強調哪些身體行動（actions）？打算透過排序為哪個高峰體式做準備？如果我選擇的是哲學主題，我會問自己想藉由這門課傳遞什麼哲學上的訊息？這一章的後半段會針對主題做更深入的討論。一旦你選定主題，就開始著手完成這個模板的各個區塊。

- 先用「靈感暫存區」快速記下關於這門課的點子或想法，才將它們填入模板。當然，你也可以另外找張紙做這件事。
- 在「故事與趣聞」這區塊寫下你靈感的源頭，例如個人經歷、格言，或最近發生的事件。將靈感的源頭與學生的生命經驗作連結。

- 在「高峰體式」這裡，選擇一個與身體行動或哲學主題相呼應的高峰體式。它通常是整堂課中最具挑戰性的動作，且可能對大多數學生來說都頗有難度。（這部分是選項，你也可以教授一堂沒有任何高峰體式，但仍然相當棒的課程。）
- 在「身體行動焦點」這一塊，反映的是你想強調的關鍵身體行動，例如練習高峰體式時會用到的部分（如果有高峰體式的話），或如何將課堂上的身體行動與哲學主題相連結。
- 在「動作排序」裡，寫下這門課的完整動作排序。
- 在「音樂歌單」中，如果你打算播放音樂，則搭配動作排序寫下播放歌單。如果你沒有使用音樂，就保持留白。
- 在「手觸調整」這一塊，寫下你想幫學生做的重要手觸調整，這些調整可能跟課程的動作排序有關。
- 運用波形圖規畫個別階段預計花費的時間。在波形的前後兩端標上開始與結束時間，然後開始調整內部，寫下每個階段預計開始的時間。

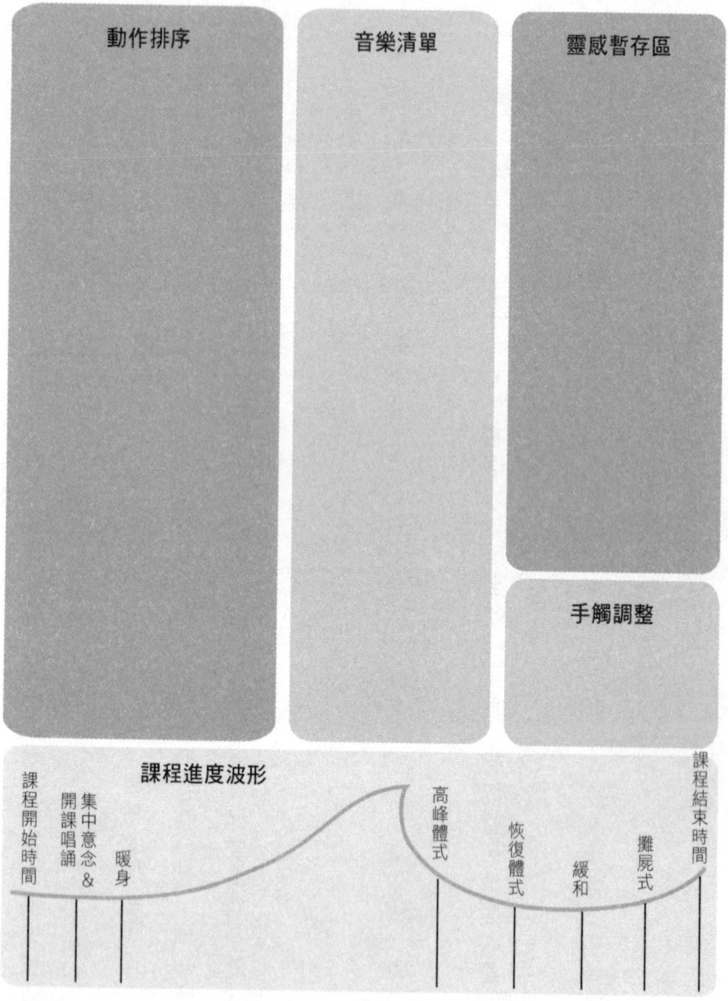
動作排序
音樂清單
靈感暫存區
手觸調整
課程進度波形
課程開始時間
集中意念&開課唱誦
暖身
高峰體式
恢復體式
緩和
攤屍式
課程結束時間

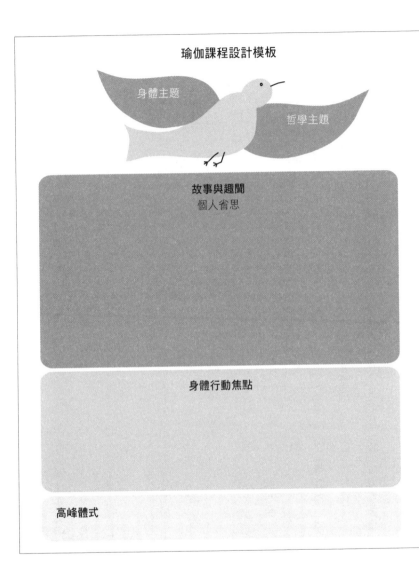

瑜伽課程設計模板

故事與趣聞

個人省思

身體行動焦點

高峰體式

體位法課程的標準排序元素

每個老師對於如何排序有著不同見解，但一般來說，你會在課程裡安排下列元素：

集中意念：集中意念的過程能幫助學生將意識自忙碌的生活步調切換至練習模式。

暖身：暖身能幫助學生慢慢地打開身體，為後續較有挑戰的動作做好準備。

站姿：站姿很適合放在課程的前半段，因為它們能有效地暖身。傳統上，站姿也常被用來教授正位技巧、培養毅力，並建立學生的信心。

腹部或核心練習：在練習的過程中，核心通常會自然啟動，然而，教授一些特定的核心或腹部練習仍然很有幫助。除了有助於強化身體之外，還能為需要更多關節活動度及柔軟度的進階瑜伽體式做好準備。

倒立與手平衡：與核心訓練及站姿一樣，倒立與手平衡能培養毅力、幫身體加熱、啟動核心，很適合放在需更多柔軟度的體式之前，用來強化身體。

預備體式：在嘗試進階體式或高峰體式之前，先透過一連串動作幫學生暖身，並針對特定部位加強。

高峰體式或較具挑戰的體位法：利用波形圖估算時間，讓學生在練習高峰體式或一組較具挑戰的體位法時，有充分的時間嘗試與探索。

恢復體式：在高峰體式或一組較具挑戰的體位法之後，應透過一系列的恢復體式舒緩累積的壓力。

緩和／坐姿：在緩和期間很適合加入坐姿練習，例如開髖和前彎，然後才進入平靜的攤屍式。

冥想：如果你想要，可以趁學生坐著時加入簡短的冥想練習。請他們閉上眼睛，安靜地觀察，感受練習帶來的影響。

攤屍式（大休息）：從波形圖的尾端往回推，根據預計在攤屍式停留的時間，可以估算出緩和與坐姿練習該於何時結束。一般來說，攤屍式會停留三到十分鐘，視課程的長度而定。

如果你教授的課程有不同時間長度——也或許未來得這麼做，波形圖會非常有用。傳統上，瑜伽課的長度為九十分鐘。然而，由於學生的行程時常相當緊湊，愈來愈多的教室開始提供六十到七十五分鐘的課程，有些公司課甚至僅有四十五分鐘的時間。

同一門課程設計可以在一週內使用兩次以上，甚至用上整個星期，這取決於來上課的人是誰。即便有些學生重複上課，你通常也能依據自己的心情及學生的需求，給他們一點不一樣的東西。當同一門課教到第二或第三次時，通常會教得更好。

運用主題

在我們的培訓課程中出現過最好的問題之一是：「課程是否一定得有個主題？如何運用主題？」一門有特定主題的課能讓瑜伽有別於單純的伸展，並為墊上練習創造更豐富的體驗。

如果你有在寫日記（不論是紙本或數位），一個產生主題構想的好方法，是規律記錄各種生活事件與瑜伽的關聯，以及瑜伽練習與生活的關聯。如果你沒有寫日記的習慣，可以隨身攜帶一本小筆記本，或建立一個用來記錄靈感的數位筆記簿。

為了將這些洞見化為課程主題，你必須以學生容易理解，並能與生命經驗連結的方式呈現它們。讓即便是從未聽聞瑜伽八肢或Om的人，也能明瞭你想傳達的意念。問問自己，如何讓你的洞見或課程主題與在場學生產生關聯？

分享你的個人故事能讓你步下老師的神壇，與學生產生連結。故事應簡短，特別是學生可能會因坐太久不舒服而焦慮地移動身體。別將太多焦點放在你自己或你的生活——並非每位學生都想知道你聰明可愛的孩子發生什麼事。避免自我吹捧，你可以談談自己的學習經驗，而非聽起來像「你是這個星球上開悟最深的人」這類事情。

清楚為何你想分享的主題是重要的

當你在準備課程主題時，問問自己：不知道這件事又如何？這件事與我有什麼關聯？重要性在哪裡？為何每個人都該在意？

如果你能將身體行動主題與哲學概念結合在一起，那就太棒了。舉例來說，當你教授一堂強調開髖的課程時，或許能告訴學生，開髖能幫助我們面對艱難時刻。你的開場可能是：「開髖能幫助你接地。」但接地為何重要？你或許會繼續解釋：「接地能讓我們以沉穩平靜的狀態面對周遭發生的每件事情。」但這件事與你有什麼關係？你可能會回答：「當身邊的每一個人既平靜又安定，他們會以更為仁慈且充滿覺知的狀態生活，為這個世界注入更多和諧。」

我曾經在鄉下上過一位資深年長老師的課，她有廣大的學生客群，課堂總是爆滿。

一開始，我其實並不清楚這位老師為何如此備受尊敬。然而，在她停下來為年長的初學者簡潔合宜地示範樹式後，她告訴學生，一旦支撐腿變得有力，他們也得以成為支撐他們生命摯愛的可靠支柱。一瞬間，教室內的能量大幅提升，學生們的表情亮了起來，對後半段的課程也更為投入。

一旦瑜伽練習與至高目的有了連結，即便整堂課僅出現那麼一次，也能帶來巨大改變。下面提供能幫助學生與至高目的產生連結的一些主題分類。

脈動相關的主題

脈動（梵文用詞是spanda）於自然界中隨處可見——潮起與潮落、白天與黑夜，光與暗等等。我們的身上也存在著相對的特質，例如前側與後側、打開與封閉、左邊與右邊。你可以將這些點子納入課程主題，鼓勵學生在兩種對立屬性之間找到甜蜜點——這麼做通常能引領你進入更深層次的敞開。一旦你在身體的前後之間取得平衡，動作的質地也會更加自在舒適。這一類的主題包括：

- 努力／臣服

- 男性／女性
- 勇氣／知足
- 意圖與欲望／放下

自然週期

學生們很容易感受到季節轉換、時令節氣，以及月亮盈虧，因為這些是我們的共同經驗。有許多人渴望回歸自然，而這類主題讓我們有機會將自然與瑜伽課整合在一起，進一步省思從自然界的運作與變換中，能為我們帶來什麼啟發。

瑜伽哲學

如果你的學生受眾對傳統瑜伽的教誨感興趣，你可以把瑜伽哲學講座或研討會中的內容作為主題發想的源頭。經典裡提供的教誨無窮無盡——選擇你與學生特別有共鳴的部分。

另一個靈感的來源來自印度萬神殿中的男神與女神，每一位印度神明的人格特質及故事都可作為課程的主題。

來自個人練習及成長過程中的洞見

來自你個人練習與生活中的洞見或頓悟，對學生所帶來的激勵與振奮遠遠超過你所預期——儘管大膽分享吧！這些會是非常精彩的主題。學生會很想知道你正在做些什麼，並一同加入挑戰。舉例來說，你可能告訴學生：「我這個月將焦點放在信任與誠實」，並邀請學生分享他們對這主題的想法。把你的焦點濃縮成簡單好記的標語或口訣，例如「真實可信」。有些我曾聽過的核心標語包括：

- 感恩
- 尊重
- 放下抱怨、責備、辯駁或藉口
- 向無限與豐盛敞開
- 善待自己
- 從心而活
- 回到根基

動作相關主題

動作相關主題——舉例來說，專注於呼吸、站姿、肩關節、髖關節，或肌耐力——乍看之下似乎僅關乎肉體，然而，如果你深入探討，會發現這些主題饒富意義，充滿哲學性。比方說，呼吸是連結肉體與至上的橋樑。站姿能讓我們感到有能、培養信心，並留下不受挑戰動搖的回憶。肩膀與心輪緊密相依，這是我們容易受傷的部位，卻也是愛之所在。

脈輪

脈輪提供了豐富的主題來源，象徵著我們與自己以及這個世界的互動方式。舉例來說，根輪座落於骨盆底部，與接地及安全感有關。我們可以脈輪的特質來發展建構一套完整課程，並將練習焦點放在開髖上。

來自高峰體式的啟發

如果你的課程是針對某個高峰體式所設計，也許這個體式恰好有個故事或有趣的名字，又或者它透過讓人感到豐盛、提升自我效能的方式開展身體。舉例來說，雖然半月式（ardha chandrasana）是相當基礎的高峰體式，但裡頭富含許多特質！往外延伸的手跟腿，能帶給人飛翔與自由的感受；而支撐在地面的腿，則展現了信心與穩定。

書籍、藝術與電影

書籍、藝術展覽與電影讓你能跟得上時代，提供啟發與創意，往往貢獻出許多出色的主題。你可以參加社區舉辦的文化活動或啟迪人心的演講。學生們也喜歡將瑜伽墊上的練習與墊子外的世界相結合。幾年前我看完電影《綠野仙蹤》，內心被深深觸動，故事裡的每一個角色為了讓自己變得完整，各自追求著某樣他們自覺不足的東西：桃樂絲想找到回家的路，稻草人想要大腦，錫人想要有心，而獅子則在找尋勇氣。雖然他們出發時，滿懷希望魔法師能實現他們的願望，直到最後卻發現魔法師僅是個躲在屏風後的小人時，才恍然大悟他們苦苦追求的，其實已本自俱足。聽起來很瑜伽，對吧？你或許已能想像如果再看一次這部電影，能孕育出的相關課程主題！

節慶

你可以選擇與國際節日、法定假日或名人生日相關的主題。如果上網搜尋，你會發現幾乎每一天，世界上總有某個角落正在過節！節日的歷史、相關的傳統、儀式及慶典，可能都相當有趣。你也可以為某個學生的生日規畫課程，榮耀他的正向特質，並建構相關練習來培養這些特質。

在美國，情人節與感恩節是我最愛的兩個節日。既然情人節與愛有關，而感恩節的主軸是感恩，以這兩個當課程主題準沒錯！

有一回情人節，我在通往教室的走道上灑滿玫瑰花瓣，並用許多香薰蠟燭點亮教室。當學生步入教室時，正播放著七〇、八〇年代的深情浪漫民謠。乘大家做攤屍式，我在每個人墊子上放了塊心形有機巧克力。我知道對某些學生來說，以浪漫愛情作為課程主題可能太過敏感，甚至感到痛苦，於是我把練習的焦點放在培養愛自己的能力，並將愛情視為活出意義豐盛的人生之餘，「錦上添花」的存在。

偶然的啟發

你永遠不知道什麼會打動你及你的學生：或許是佈告欄上的一句標語，或許是引起你共鳴的歌詞，也或許是自孩子口中所迸出深刻、有趣的實話。保持開放的態度，迎接生活中出現的啟發。

時事

時事影響著你我，正視這些事件能帶給我們強大的力量。不論是自然災害、社區慘案或者奧運比賽，將這些時事整合入課程主題能進一步深化練習。

生命困境

在生命中某些時刻，每個人都曾經歷過屬於個人的悲劇與危機。你可以將這些經驗化為珍貴的課程主題，告訴學生你在過程中學到什麼，這些經驗又如何形塑現在的你。

在我經歷個人的生命困境時，曾一度覺得自己無法繼續教學。但在嘗試請人幫忙代課以後，我發現比起休假，出現在教室並將遇到的挑戰整合入教學更讓我感到開心。

在二〇〇一年九月十一日紐約世貿中心遭受恐怖攻擊後一個月，我整個人彷彿碎了一地，感到十分脆弱，乃至於我得努力將自己重新拼湊起來才得以繼續教學。我工作的健身房位於華爾街上，因恐怖攻擊而禁止人員出入，而我大部分的學生都直接受到這次攻擊事件影響。

當我重啟教學時，我努力去感受每個人於這段期間承受的痛苦，並允許自己將經驗到的瘋狂顯露於外。這經驗如此艱困而劇烈，以至於當一天結束，我倒在自己公寓的地板上啜泣。這次的經驗讓我學會如何將哀傷整合入教學裡。幾年後，當遭遇足以擊垮人的離婚時，我並未因此而必須請假，我的教學也比過往更強而有力。

危機就是轉機

瑜伽是有技巧地將挑戰、失敗、傷害、錯誤化為轉機的過程。哀傷與痛苦的經驗讓我們知道必要時該如何安慰他人。親身經歷過的困境助我一臂之力，讓我懂得如何教別人將瑜伽運用在生活上。我利用每一次的背叛、傷害、失去與遺憾點亮內在的火焰，並讓教室裡的每張瑜伽墊一起燃燒（當然，這是個形容！）。

如果你失去了摯愛，你可以根據他身上的美德設計一堂課奉獻給他，讓每一個生命的離開都為後人留下祝福。利用這個機會探索何謂全然地活著，並引導學生思索離世之後，想為後人留下些什麼。

如果你曾經遭受背叛，想想如何應用瑜伽哲學及深刻的自我覺察來幫助你正面回應被背叛的事實。以信任、友誼、正直等美德作為課程主題，並以對生命充滿希望的方式作出回應。

如果你目前正遭逢危機，但教學行程滿堂，請繼續保持教學。生命中唯一不變的，就是變，而危機總是能帶來轉機。請記得，雖然教課的是你，但瑜伽課並非為你而存在。用你私底下的時間哭泣、哀傷，全然承接自己的情緒。確保你的憤怒、失望與受傷有個出口，你的學生永遠不該成為你的療癒師。尋求同儕、督導以及你的老師提供支持。如果情況很緊急，而你的狀態糟到無法教課，當然可以請人幫忙代課，讓自己待在家中，直到你有信心回到眾人面前。如果出現這種情形，即便你仍在復原中，也把教學的焦點放在其他事情上，而非自己，否則會讓學生陷入必須照顧你的局面。在課堂上，應該是你照顧他們。

如果你打算與學生分享自己正遭遇到的危機，確認在這麼做之前你已經有了解決之道。你可以藉此鼓舞他們即便生逢困境，也能對未來保有信念。

來場沒有主題的課

如果你無法針對某個主題聚焦，並將主題與課堂上的練習相連結，那麼就略過這件事！不帶有主題的課程提供了許多空間，允許學生單純地練習。我曾看過一堂很棒的課，僅在課程一開始淺談主題，之後未再提及。老師給學生一些時間思索主題帶來的啟示，並讓學生們依自己的方式應用在練習中，而非完全仰賴老師的提醒。搭配主題，是為了幫助你覺察自己練習的方式，並延續這份覺察。

透過教學活頁夾、課程計畫，並對課程主題的可能性保持開放，你已做好充足準備，為每一回上課提供最佳教學！

第十章　登場教課

當你的課程讓學生感受到思考縝密、安全且鼓舞人心，他們會一次又一次回來上課。如果你的教學真的為學生帶來啟發，他們可能會逐漸走向瑜伽式生活，身邊的人也會跟著受益。

敞開，迎接至上的引導

如果你曾見過極具天賦的音樂家表演，便會發現他們身上彷彿有另一個存在，透過他們的雙手演奏樂器。至上注入了他們的身體，這股能量讓聽眾情不自禁起身熱烈鼓掌。當我們在表演、訓練、運動比賽、跳舞，或站在瑜伽墊上時，某種程度上都經驗過至上的降臨——那是你的「巔峰時刻」！

當麥可．傑克森（Michael Jackson）去世時，我就跟其他人一樣，不斷地在

YouTube上流覽他的影片。我偶然發現一段深入訪談，採訪者問麥可・傑克森：「你這些東西是打哪來的？比方說，你是怎麼想出〈比利・珍〉（*Billie Jean*）裡的重拍？究竟怎麼辦到的？」麥可・傑克森頓了一下，答說：「它就發生了。不是我想出來的，是來自上面那一位！藝術家得將自己讓位。」瑜伽教學也是如此。當我們想得太多，其實是擋住了路，錯失讓更高的存在協助與啟發的機會。

在上課之前，給自己一些時間，進入允許至上注入你而顯現的狀態。學生會感受到其間差異，並被清澈明確的教學觸動。即使你的行程很滿，也要試圖在課前保留幾分鐘的獨處時間，讓自己與本源相連結。

成為至上通道的幾個方法

帶著讓自己成為通道的意圖坐下，開始冥想，任何對你有效的方式皆可。我自己的方式是閉上眼睛，專注在呼吸上。

我也發現在課前練習倒立，或唱誦美好的Om會有幫助。

專注於你的教學使命，在課前來點儀式或祈禱，你可以於教室的各個角落復頌梵咒（mantra），並在課前做些自我練習。如果正式課程前先教授生命能量控制法（pranayama）的話，帶著學生一起練習，也會有相當幫助。

進退得宜

麥可・傑克森的另一個天賦是逗弄觀眾。他會按兵不動，直到觀眾開始陷入瘋狂。他會停下歌唱，保持一段令人感到痛苦漫長的沉默；又或者讓舞步如斷音般嘎然而止。他不會滿足觀眾所有欲望，而是恰到好處。觀眾席的女孩們會因殷切盼望而昏了過去。

在世界頂級瑜伽梵唱音樂家們的表演中，也能觀察到這個現象。被稱為瑜伽梵唱之王（King of Kirtan）的克里希納・達斯是我最喜歡拿來分享的範例。多年來，他樹立了徐徐漸進的唱頌風格，駕馭著拍子，從不讓表演節奏行進過快。當發現其他音樂家及丁夏手的節奏推進太快時，他會用眼神予以提示，讓表演慢下腳步。直到最後，克里希納・達斯終於開始加速時，全場陷入了瘋狂！觀眾們紛紛站起，開始舞蹈，在空中揮舞著雙手，並激情地鼓掌。

你無須在瑜伽課中添加任何瘋狂的舞步，或佯裝自己是瑜伽梵唱歌手。瑜伽教學並非舞台表演，但這些明星藝術家在節奏掌控上有些部分值得我們參考。

許多瑜伽老師常犯的錯誤是說得太多。他們並未將內容詳加拆解，而是一口氣拋出，資訊量遠超過學生一堂課可吸收的分量。如果你給予學生的分量恰到好處，他們會對你後續的教學充滿渴望，不論是團體課或其他更深入的課程。常見的情況是試圖將三小時的研習課內容塞進六十分鐘的課程裡。學生們可能會坐上整節課聽你的開場開示；又或者看你一邊示範體式，一邊強調一長串的順位指令——但他們其實是想來動一動的。

別急著在一堂課內將你畢生所知傾囊相授。別忘了，你的課一直都會在——希望你的學生也是。我所受過最大的讚美發生在一間熱流瑜伽教室裡（雖然我喜歡教授正位技巧的課程），內容大致是：「艾美，我們流了滿身汗，也有動到，但我總在你的課堂上蒐集到一些珍貴寶石，幫助我繼續加深動作。」是的，我有許多珍寶想要分享——多到數不盡。我相信你也是。分享的訣竅在於，每次僅分享一點，你的學生才會渴望更多。

同在感

強烈的同在感是老師與學生建立連結的重要能力，學生會因而全神貫注於老師的教學上。培養同在感不僅仰賴與生俱來的魅力，還包含老師有意識的努力，包括：注視學生的眼睛、仔細地觀察他們，了解他們的狀態與需求。每個人都希望自己「被好好地看見」。

與學生建立良好關係

有許多簡單的方式可以讓學生感到自己被看見，包括示意歡迎、讓人感到舒服、態度熱情等等，都能讓學生持續回到你的課堂上。如果你不確定學生對這些方式的感受如何，觀察自己的課程錄影會相當有幫助。你也可以邀請朋友參與你的課程，並提供回饋。當然，要求學生透過匿名意見表或線上問卷給予回饋也是一種方式。

下面列舉可以培養的良好教學習慣，和建議改善的壞習慣。

良好的教學習慣

針對如何讓時間長度介於四十五到九十分鐘之間的課程運作流暢、學生有所收穫，以下提供一些注意事項：

- **講話簡潔**：換位思考，想一想學生上課時的感受。顯然，當你在困難體式中停留時，不會想聽到老師長篇大論。
- **解釋為何你正在做的分享相當珍貴**：我們很容易忘記向學生解釋故事、軼事、神話，或傳統教誨的重要性，特別是當這件事對你來說再理所當然不過。但這些訊息對他們究竟有什麼幫助？如果你無法回答這個問題，那就別談這些！
- **與學生連結**：與他們眼神交會，而非對著空氣講話。
- **開場時，用來集中意念的時間應簡短**。理想上，應該在三分鐘內完成，便讓學生開始動起來。最長不該超過五分鐘。
- **透過串連（vinyasa，動作搭配吸吐）開啟暖身**。如果是晚上的課程，多數學生才剛結束工作，他們可能已在辦公桌前坐了一整天，正準備要好好動一動。別在開場時讓這些學生坐太久，或跟他們講太多話。串連練習能讓他們開始動起來，釋放一天的悶氣。
- **有備而來**。這部分的重要性不言而喻。當一位老師在滿堂學生面前說出：「我來不及備課，你們今晚想練些什麼？」，沒什麼比這更糟的情形了。
- **開課時清楚說明課程主題**，並於課程進行中針對主題補充一到三次。

- **暫停**，允許學生在動作中品嚐呼吸。
- **給予學生空間**。當你已盡力以最簡潔的方式指導正位技巧與哲學後，便給予學生空間，允許他們沉浸在自己的練習裡。把專注力放在引導他們，而非繼續暢所欲言下去。有些學生會尋求你的協助，有些則希望有機會平靜地按照你的指引練習，並感受練習的成果。
- **清楚必要的示範時機**。當發現學生對我的指引感到困惑，或我教了他們未曾見過的體式，我會讓他們迅速圍過來觀看示範。可能是自己示範動作，也可能請同學協助示範。示範所花費的時間不會超過六十秒，否則學生會開始感到煩躁。我通常會趁著學生剛完成某個費勁的練習後做示範，此時他們會樂於休息一下。
- **在課程中，關注每位學生至少一次**——不論是透過手觸調整，或以別的方式致意。我曾在臉書上拋出問題，詢問大家想在瑜伽課上獲得更多什麼，絕大多數回應他們想接受更多手觸調整。如果他們表示同意，那麼就這麼做。有些學生不想被觸碰，就以別的形式表示致意。例如透過眼神接觸，或稱呼他們的名字。上課過程中，給予在場的每位學生至少一次個別關注。別錯過攤屍式——這也是你能提供協助的好時機。

上述的注意事項對身為老師的你來說，有些可能再自然也不過，但或許其中有幾項必須特別留意。一個新習慣的養成通常需要一點時間，才能成為你的第二本能。

不大好的教學習慣

下列是學生普遍不喜歡遇到的教學習慣：

- 講太多自己的事
- 不斷提及自己
- 暗示自己的瑜伽方法比其他人的方法好
- 太多的示範或夥伴練習
- 取笑某些學生
- 課程內容偏離課程名稱，或與課程敘述不一致
- 太多的瑜伽術語及陳腔濫調

夥伴練習

已經整日與他人一同工作，或總是不斷與家人協調彼此需求的學生，通常不想到了瑜伽教室還得跟別人一起搭檔練習。他們想保有自己的空間，讓自己得以獨處一會兒。不喜歡夥伴練習的原因因人而異，包括對觸碰別人感到不自在，或保護別人時會感到緊張。除此之外，夥伴練習需要花費時間解釋及安排，可能會打斷課程的流動。基於這些原因，雖然有時在六十到九十分鐘的課程中，夥伴練習會有不錯的效果，但我認為最好將夥伴練習保留在研習課、瑜伽僻靜營，或在夥伴練習專班中使用。

在時間比較充裕的課程與研習課中，夥伴練習相當有價值，它讓每個人有機會接受手觸調整，並互相保護。夥伴練習能提升對練習的理解與能力，加速每個人的進步。為了確保安全，教授如何保護與協助彼此時，應如平常教動作般同樣地仔細。這仰賴非常清楚的指導及示範，而且你需要謹慎地掌控夥伴練習的過程，以確保大家正確執行。

瑜伽老師的鬼話：常見的陳腔濫調

我們請臉書上的追蹤者舉出瑜伽老師如錄音般反復播放、或聽起來不真誠的詞彙。得到的回覆如下：

- 「一切都是最好的安排」
- 「讓心平靜」
- 「全然處在當下！」
- 「全然地放鬆！」
- 任何以「全然」作為開頭的詞彙！
- 「放掉你的思緒」
- 「停止你躁動不安的心」
- 「如洋蔥般層層剝開」
- 「打開你的心」

當然，這些詞彙之所以顯得陳腔濫調，是因為它們道出了可貴的真實。如果想讓這些詞彙聽起來沒那麼陳腐，就要建立它們與學生生命經驗之間的關聯，或者舉例說明這些概念如何對你的生活帶來幫助。

培養新習慣

如果學生給你的回饋讓你覺得有些教學習慣應該改變，你可以將它們列成一張表，一次專心改變一個。通常需要一到三週有意識的努力，才能建立一個新習慣，或打破一個舊習慣。舉例來說，如果你知道自己有說太多的傾向，用接下來兩週的時間，專注在如何經濟有效率地表達，並適時暫停，保持沉默，讓學生有時間感受他們的動作。

為幫你代課的老師說好話

如果你得請假，請讓學生們事先知情，並讚許你為他們安排的代課老師。雖然你可能會擔心如果事先告知，學生是否會不來上代課老師的課，但不讓學生知道對學生來說並不公平。當他們抵達教室時，僅會感到失望與不滿。

一個正向、能營造社群感的告知方式，是把幫忙代課的老師以客座老師之職向學生介紹，而非將代課老師視為你不在時的替代品。讓學生們知道這位老師是你的同儕，告訴他們為何這位老師很棒，並強調即便你不在他們身邊，你也希望他們繼續保持練習。讓學生知道你有幫他們做好後續規畫，希望當你回來授課時，他們的身體依然強壯，並處在「瑜伽的狀態」。

事先與代課老師討論課程方向，讓學生的練習得以保持延續性。於是你能熱情地與學生分享客座老師對課程的規畫，並讓他們知道當你回來時，會以這些規畫為基礎繼續堆疊上去。這樣的協力合作與熱忱顯示了你與客座老師雙方皆很在意學生，也在意授課品質。

如何教授混合程度的課程

大多數瑜伽老師教授的課程允許新生隨時加入，或者班上的學生程度不一。這對教學來說是項挑戰，因為如果你無法滿足每個人的期望，上課的學生可能會感到受苦。我遇過初學者在我要求每個人靠牆再嘗試跳到手倒立時，害怕地走出教室。我遇過進階學生在靠牆練前臂倒立時，因為想做的更深而進入了蠍子式。我也遇過學生由於急性損傷，得用上一卡車的輔具做替代式，而此時坐在他身邊的同學正把腳揹在頭後方。

如果你的課程開放給任何程度的學生參與，你其實暗示了這堂課對所有學生來說都是安全的，且適合他們。在不斷的嘗試過程中，我摸索出了一些策略，幫助我在混合程度的課程中服務到每位學生。

首先，做出免責聲明。在課程一開始便清楚說明課程的本質，讓學生們為自己的健康及能量擔起責任。讓他們知道如果需要協助，就大聲說出。以下提供說明範例：

- 「今晚是一堂混合程度的課程。這是很棒的機會，因為進階練習者能協助初學者，而教室內的初學者也能提醒進階練習者放慢速度的好處，並回歸基礎。」
- 「今晚這堂課有許多動作可能是你做不到的。班上有不同程度的學生，有些人可能想要多一些挑戰，有些人可能並不想。請傾聽身體的聲音，並記得如果你想要的話，我會給你合適的替代練習。教室裡有許多輔具，你總能找到可以練習的版本。試試看替代式，這能讓你繼續進步。如果有任何原因我沒能看到你，而你需要替代練習，請大聲叫我，我才能幫到你！」
- 「今晚的課程會提供不同程度的練習，所以你會看到有些動作我會提供不同選項。請留意哪個選項適合你。有些人特定動作的柔軟度比較好，其他動作則不然。有些人的身體先天就很擅長做某些事，而其他人則沒有同樣的身體條件。重點是，別因而感到不舒服——做適合自己的選項，讓自己玩得開心，並顧好練習的品質！」

當你自我練習進階體式時，記得要想想看如何在混合程度的課程中呈現這些動作。有哪些可能的替代式或變化式？並親身嘗試，你才知道如何協助比較僵硬的學生練習。

上課時，記得要不斷觀察課堂狀況，評估班上同學的能力。如果你看到有學生正在苦苦掙扎，找個機會對他們微笑，鼓勵他們，給予能協助穩定的調整，別讓他們覺得自己在課堂上被孤立。

當然，你也應當找機會稱許比較進階的學生，給予他們額外的小訣竅幫助他們加深動作——但輕聲地給予。

如果你示範了一個進階體式，可向學生表示，你理解有些人看到後可能會感到害怕。接著說明並示範分解步驟，讓學生得以循序漸進，往完成式邁進。

運用一連串與最終進階體式外形相似的動作來激發學生的潛能。舉例來說，如果將手拉腳下躺式（supta padangustasana）的腿往外打開，就會跟三角式的形狀很像——唯一的差別在於躺在地上。如果學生先在地上成功完成了手拉腳下躺式，當來到站姿三角式時，也比較容易感到自己做好準備。

當你在示範簡單的動作時，讓自己跟示範進階動作般一樣興奮，藉此讓學生清楚了解不同動作之間並沒有優劣之分。這會讓學生們對於所有的體式皆有良好的感受，而非僅限於那些看起來拗來拗去的體式！

時間安排

尊重學生的時間。時間是我們最珍貴的財富之一，無端拖延僅是浪費學生的生命，他們可是放棄了無數選擇前來上你的課！請嚴守時刻，準時開課，也準時下課。除此之外，留意以下時間安排：

- **開場講述**：保持內容簡短，並切中要點。運用開課的三到五分鐘說明課程主題，然後就讓學生動起來。
- **暖身**：暖身的時間必須長到足以為學生做好準備，迎接後續更有挑戰的動作。
- **倒立**：如果你讓一群學生靠牆練習倒立，且班上有初學者，需要教授他們基礎注意事項時，較有經驗的學生可能會很快就練習結束，並開始感到無聊。給他們一些額外的動作或變化式，讓他們有東西可以練，你才有更多時間照顧初學者。
- **示範**：有效的示範能幫你省下很多解釋的時間，是極佳的時間管理工具，但示範時必須簡潔清晰。

- **動作停留**：於動作中停留時，每位學生所展現出的毅力大不相同。不論是平板式（plank）或坐椅式（utkatasana，又稱力量式），讓學生們知道停留帶來的好處，以提升他們堅持下去的動機。當然，如果他們真的無法停那麼久，也給予他們替代動作。
- **緩和**：就像金髮姑娘原則（Goldilocks principle）[4]——時間別太長，也別太短，恰到好處即可。
- **攤屍式**：一般來說，保留六到七分鐘給攤屍式——其中一分鐘用來進入動作，五分鐘停留，一分鐘用來退出動作。如果你教的是四十五或六十分鐘的課程，時間可再縮短一些，但至少保留三分鐘的時間，讓學生得以在最終的放鬆姿勢中靜靜地躺著。

4 指「恰到好處」的概念。出自英國作家羅伯特．騷塞（Robert Southey）的童話故事《三隻小熊》。

第十一章　自我照護

在第九章，我們談了教學「容器」，或稱之為「dharana」的概念。我們用了整本書的篇幅，討論了所有應當出現在你教學容器裡的內容物，包括：核心價值及使命宣言、良好的時間管理及課表規畫、健康的個人與專業上的關係、如何保障你的財務，以及貢獻一己之力的方法。

這些內容物並不會如魔法般地出現在你的容器中：你必須靠自己置入。

我們已經一一看過上述每個部分，除了**自我照護**之外。簡單來說，好的教學來自於好的狀態，而唯有透過健康的習慣好好照顧自己，你才能保持在良好狀態。

別因我們將自我照護放在本書的結尾，而誤以為它不重要——它非常重要！

「言行一致」，是判斷一個人是否為好老師的徵兆。鼓吹健康習慣並不足以成為好老師，你必須以身作則，才得以成為別人的楷模。（這並不意味著你的飲食與健康習慣必須純淨到讓人難以接近，我們並非討論極端案例。）

想像你跟著一位老師上課，他充滿著生氣，容光煥發，顯然在身體、情緒、心智方面都相當健康。他在言行舉止之中皆透露了這訊息。處在這種狀態的人眼中閃耀著光芒，有著令人無法抗拒的吸引力——你就是想待在他身邊。在這一章中，我們會討論各種滋養自己的方式，讓你將最好的一面呈現在學生面前。

你的個人練習

你是否曾在上瑜伽課時，感覺到老師心不在此？又或者你自己就是那位老師？缺乏熱情的老師無法為學生帶來啟發。幸運的是，這種情形不難解決，那

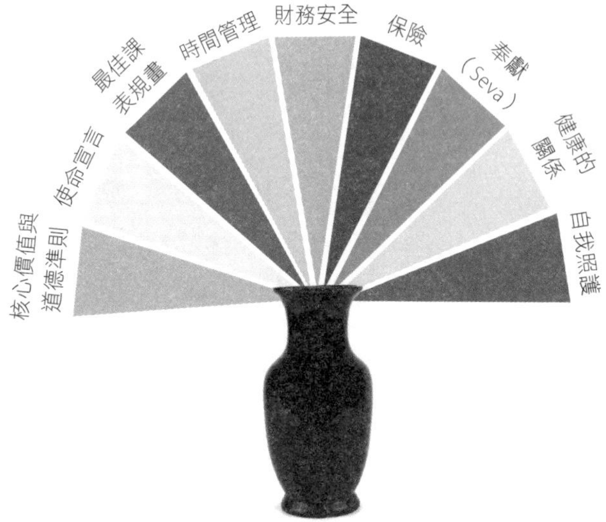

就是回到你的瑜伽墊及冥想座墊上。黛娜・特里克茜・弗林（Dana Trixie Flynn）瑜伽士曾說：「就好比音樂家應該持續練習樂器彈奏，瑜伽老師也應該練瑜伽。」

這裡指的並非偶一為之參加研習課程或瑜伽僻靜營然後滿載而歸——雖然這麼做很棒，而是不間斷地補給燃料。這意味著你必須規律回到瑜伽墊上，不論是透過在家自我練習，跟課，或者參與為老師和進階學生提供的練習。

這件事或許聽起來理所當然，但在我們舉辦的調查中顯示，絕大部分老師抱怨身為瑜伽老師最大的挑戰，就是保持自己的練習。如果你也遇到相同的問題，以下建議提供一些解決之道。如果你的練習已經相當規律，下一段快速瀏覽即可。但或許你會想要協助規畫團練，幫助整個教學社群一起提升，保持在充滿熱情的狀態。

建立（並維持）居家自我練習

保持自我練習不僅能為你帶來能量，往往還會激發令人難以置信的創意與創新。如果你在教學之餘未能保持規律練習，那麼你唯一的靈感泉源將僅剩過去練習時留下的陳舊記憶。不論如何，讓自己一週站上瑜伽墊五到七天，即使僅待一下都好。早上起床後第一件事，就是播放你最愛的音樂，然後站上瑜伽墊，抱著實驗心態讓自己動起來。

許下誓言，一天至少練習十分鐘，一週練習五到七天。由於僅承諾十分鐘，你不會對自己施加過多壓力，也比較容易堅定執行。由小做起，你會發現自己渴望待在墊子上的時間愈來愈長。

在家裡為你的練習專門佈設一個空間，這能鼓舞你更常在家自我練習。這個空間無須多特別——你也不會希望因規畫時想法過多，導致一直無法攤開墊子！只要你將足夠的能量灌注在這個空間，它便會如磁鐵般，吸引你踏上瑜伽墊。

還有一些小訣竅，能幫助你規律練習，並讓練習充滿趣味：

- 一早起床，就直接站上瑜伽墊
- 練習時播放新歌單
- 嘗試新體式，並做相對應的暖身
- 在新地點練習——例如不同的房間、戶外，甚至在熱水池中
- 將瑜伽墊鋪在每天必須經過的地點
- 設立本週目標，例如一週練習幾天、練習什麼動作，或特定加強什麼動作。
- 撰寫體位法與冥想日誌，為自己負起責任

• 記錄下任何你在其他老師課堂上練過、為你帶來啟發的排序，然後再練練看。

規律跟著其他老師練習

對於從事自我練習的人來說，跟著其他老師練習是極其重要、應互相搭配的方式。二〇〇一年，我開始於紐約市的笑蓮花瑜伽中心（Laughing Lotus Yoga Center）授課，這是由紐約瑜伽士黛娜和潔絲敏・塔克西（Jasmine Tarkeshi）所創辦的教室。我喜歡黛娜的課，因為即便黛娜經過多年教學，她上課時的熱情與創意絲毫不減。那股振奮感令人難以抗拒，讓人即使得排除萬難也不想錯過她的課程。

當我好奇為何黛娜的能量得以源源不絕時，我得知她每天都會花些時間待在瑜伽墊上、跳舞、做點實驗，然後創造魔法。

黛娜與我開始每週固定在笑蓮花一起練習，並邀請其他老師一同參與。我仍懷念著那段日子。那時的練習宛若瑜伽狂熱者的實驗室：了解自己的身體、釐清哪裡需要練力氣、哪裡需要打開、嘗試各種稀奇古怪的姿勢、創造新招，研究進入進階體式的最佳方法等等。有時我們計時，並重複一樣的練習，播放可笑的音樂，然後一起大笑。

這段期間的創新精神與親密無間為我的瑜伽練習帶來很大的突破。當二〇〇四年我搬至科羅拉多，找到人稱「母老虎」（The TIGress）的老師一起團練時，有種再次回到家的感覺。

如果你所在的地區沒有類似活動，你可以考慮自己籌組一個，為瑜伽老師及進階練習者提供非常規式練習。這是讓練習得以進步的極佳方式，並能保持對瑜伽的興奮感。

籌備「教學者團練」有些小訣竅：

- 練習時段依所在地區老師方便的時間而定。你可以做份意見調查，或透過網路研究老師們的課表。
- 找一間瑜伽教室，在教室沒課時舉辦練習。如果能將此練習提供給在地老師，作為社區服務就更好了。
- 當你規畫好時間與地點，發送電子郵件邀請所有老師一同參與。
- 在社群媒體上為團練建立社團或活動頁面。放上相片、甚至是影片來激發大家參與的欲望。維持穩定地團練，並親自出席。這點很重要，所以再說一次：維持穩定的團練，並親自出席。
- 在每回團練之前，透過電子郵件發送提醒，讓大家知道當次練習可能會有哪些很酷的事發生，例如慶祝節慶或生日，又或是針對特定體式拆解。

- 慶祝生日、節慶和重要里程碑，並規律地將你的練習迴向給社群裡的學生和其他有需要的人。
- 選擇有經驗的老師帶領練習（有可能會是你），或是讓所有老師輪流帶領。

另一個讓你的自我練習保持新意的方式，是參加社群裡其他老師的課程或研習。這不僅有益於你的瑜伽練習，還能增加你的能見度。參與同儕的課可能會出現禮尚往來的情形，當他們來到你的課堂上，你可以向學生們提及這些老師的在場，並稱許他們的教學。在課堂上展現同志情誼、相互合作，以及慷慨大方的態度。

心理及情緒健康

保持心智清晰敏銳是提供良好教學品質的關鍵。與摯愛或工作夥伴之間有尚未化解的衝突會造成你能量乾涸、心事重重，甚至在課堂上缺乏臨在感。

如果你與家人、朋友、同事或其他人之間正有著尚未化解的衝突，你能否做些什麼消除彼此的隔閡呢？你與伴侶的關係如何？你是否在照顧伴侶需求的同時，清楚表達了自己的期待？

有一個能讓你的情緒保持健康，並免於衝突的方式，那就是寫日記，你可以在上頭宣洩心中的不快。另一個方式是透過藝術展現自己，如果你曾有與創造相關的娛樂，但擱置已久，該是時候重新拾起了。

下列提供的方式，或許能提振你的精神：

- **來個按摩或身體療程（bodywork）**。每次按摩完後，我會感到自己彷彿無所不能！被觸碰改變了我整個人的心情以及對生命的觀點，讓我想進一步回饋他人。
- **為自己規畫個度假**。知道在工作隧道的盡頭有著光，能為你帶來許多能量。
- **增加社交活動**。安排與朋友相處的時間，讓自己有被滋養的機會。如果你有伴侶，可以規畫與其他朋友一同聚會，享受社交活動帶來的好處。

外觀與身體健康

或許聽起來有些膚淺，但打理好外觀，會對你的自尊及幸福感帶來巨大差異。一位看起來充滿朝氣、容光煥發的老師更能以身作則，作為學生健康上的榜樣。讓人感受舒服，能立即增添你的專業感與存在感。

以下提供的一些方向供你參考：

- **運動**：除了瑜伽之外，你是否有足夠的心肺運動？動起來，讓心率上升，這麼做會令人精神煥發。我最近開始學習一項新運動：滑雪。它非常具有有氧訓練的效果，且全身都有動到。它讓我覺得自己宛如鋼鐵女超人，只要陽光一映向雪地，我便會充滿活力，感到振奮。
- **飲食**：你是否吃潔淨、有營養的食物？
- **皮膚護理**：你的皮膚是否有亮澤？皮膚狀況不佳可能是營養失衡或睡眠品質不佳的徵兆。
- **頭髮**：當你有個好髮型，並規律修剪，會給人感覺更加專業。

- **個人衛生**：當你以清新的狀態抵達教室，會給人留下充滿活力且健康的印象。在包包裡隨身攜帶體香劑，以備不時之需。
- **足部**：足部保養是瑜伽老師的完美搭配，因為我們大多時間光著腳，且學生會盯著我們的腳。

照顧好自己的健康與外觀可能所費不貲，但這是你對教學職涯的投資。當你健康、充滿生氣、給人感覺舒適，機會便會找上你，你的課程也會因此充滿能量。

井然有序

既然談到教學必須要有條理，我忍不住想補充：「生活也得井然有序。」這顯然是個大主題，但我已可預見這麼做所帶來的顯著效果。

花點時間整理你的財物。如果你坐在一間雜亂的辦公室，你會感到自己欠缺能量，缺乏創意，感到低自尊。亂成一團的衣櫃會讓你想練習或排課時，得花上十五分鐘找尋放錯位置的瑜伽上衣。

當你對居家環境進行斷捨離後，體內會分泌天然的腦內啡（endorphin），帶給你澎湃的愉悅感與能量。當我媽媽繼承外婆的財產時，我建議她雇用專業收納人員幫忙整理家裡。我媽這些年來偶爾練練瑜伽，稱不上瑜伽行者，但當她看到自己與專業收納人員一同整理出來的成果時，所出現的反應我僅能以「拙火上升」稱之。斷捨離所釋放的能量穿透她的脊椎，直奔頭頂，讓她感覺生命充滿各種可能性。

當我媽幫我約了專業收納人員一起整理環境時，我也親身經驗了斷捨離的好處。我至今仍然使用當時設定的收納系統：我知道何時該清理衣櫃與房間，以及如何清理。我能更有效率地保留、丟棄、收納物品。雖然這系統主要用在我的私人生活，但運用在工作上也同樣奏效。

結論　光耀世界

瑜伽老師的存在是為了體現何謂幸福的生活，並將這方面的理解傳遞給他人。對許多人來說，他們因神聖的召喚而踏上瑜伽教學這條路。實際上，這是最有價值的工作之一：鮮少有人能大聲說，他們的工作就是讓人們過得更好！

雖然這本書絕大部分的篇幅放在如何有技巧地服務、啟發並協助學生，然而或許這份職業最有價值的部分，其實著落在我們身上。瑜伽老師的角色，讓我們有機會成為一輩子的學生，並為自己創造更有意義的生活。這份職業的本質就如工作欄位上的描述所示：關乎自我照護、自我探尋，以及自我發現。除此之外，額外福利數說不盡，包括提升自我覺察、不斷學習、緊密連結的社群，以及得以支持未來幾年身心靈健康的個人瑜伽練習！

弔詭的是，我們愈是「自私」地從瑜伽及瑜伽職涯中收益，我們的教學品質也會跟著愈加突出，進而打動學生，引領他們走向更美好的生活。最終，我們在學習瑜伽、接受瑜伽鍛鍊的過程中更深刻地認識自己。當我們散發出覺察之光，那將是身為瑜伽老師最為耀眼的時刻。有件事我很確定，一位優秀的瑜伽老師能讓世界變得更加祥和、有智慧，並充滿覺知！

你可以不時翻閱這本書以獲得更多啟發，並針對其中最有共鳴的部分採取行動。不斷學習浩瀚無垠的瑜伽哲學、體位法、生命能量控制法及冥想。研讀解剖學與生物力學。在商業與行銷領域上做一位終身學生，讓瑜伽成為引領你與世界接軌的最佳載具！

相信自己，你會是真實可靠的瑜伽老師。保留照護自己及自我練習的時間，並燃起內在的火焰。看著自己的熱情與能量如何照亮他人的生命——這就是我們喚醒世界的方式！

國家圖書館出版品預行編目（CIP）資料

瑜伽教學的藝術與事業：邁向專業師資之路 / 艾美・伊波立蒂（Amy Ippoliti）, 泰洛・史密斯（Taro Smith）合著；潘信宏譯. -- 初版. -- 臺北市：商周出版：家庭傳媒城邦分公司發行, 2020.11
面； 公分
譯自：The art and business of teaching yoga: the yoga professional's guide to a fulfilling career
ISBN 978-986-477-945-1（平裝）
1.瑜伽
411.15 109016242

瑜伽教學的藝術與事業：邁向專業師資之路
The Art and Business of Teaching Yoga:
The Yoga Professional' s Guide to a Fulfilling Career

作　　者　艾美・伊波立蒂（Amy Ippoliti）、泰洛・史密斯博士（Taro Smith, Phd）
譯　　者　潘信宏
責任編輯　劉憶韶

版　　權　黃淑敏、吳亭儀
行銷業務　王瑜、賴晏汝、周佑潔、周丹蘋
總 編 輯　劉憶韶
總 經 理　彭之琬
事業群總經理　黃淑貞
發 行 人　何飛鵬
法律顧問　元禾法律事務所 王子文律師
出　　版　商周出版 台北市104民生東路二段141號9樓
電話：（02）25007008 傳真：（02）25007759
Email：bwp.service@cite.com.tw
發　　行　英屬蓋曼群島商家庭傳媒股份有限公司城邦分公司
台北市中山區民生東路二段141號2樓
書虫客服服務專線：02-25007718 02-25007719
24小時傳真專線：02-25001990 02-25001991
服務時間：週一至週五 9:30-12:00 13:30-17:00
劃撥帳號：19863813 戶名：書虫股份有限公司
讀者服務信箱Email：service@readingclub.com.tw
香港發行所　城邦（香港）出版集團有限公司 香港灣仔駱克道193號東超商業中心1樓
Email：hkcite@biznetvigator.com
電話：（852）25086231 傳真：（852）25789337
馬新發行所　城邦（馬新）出版集團 Cite（M）Sdn Bhd
41, Jalan Radin Anum, Bandar Baru Sri Petaling, 57000 Kuala Lumpur, Malaysia.
Tel :（603）90578822 Fax：（603）90576622 Email：cite@cite.com.my

設　　計　日央設計
排　　版　黃雅藍
印　　刷　卡樂彩色製版有限公司
總 經 銷　聯合發行股份有限公司 新北市231新店區寶橋路235巷6弄6號2樓

2020年11月12日初版
2020年11月26日初版2刷
定價330元

 ISBN 978-986-477-945-1